現場に学ぶ
訪問リハセラピストの
フィジカルアセスメント

著　宇田　薫（おもと会統括本部統括リハビリテーション部）

三輪書店

はじめに

　先に出版した『失敗に学ぶ　訪問リハ裏御法度！』『気づきに学ぶ　訪問リハの極意！』に続き，この度はフィジカルアセスメントを中心とした「リスク管理」についてまとめてみた．リスク管理関連の文献は多くあり，筆者もそれらの文献を身近に置きながら，訪問リハ業務に携わっていた．しかし，現場では，文献に書かれているような異変・急変の典型例（救急や即受診と判断できるもの）に出会うことは少なく，出会うのは，その判断に迷うものが大半であった．またそれら文献内で取り扱われていない異変・急変にも，在宅では出くわすことがある．おそらく，それはわれわれが対象としている人びとが「病院」ではなく，「家庭」という場で生活しているからであろう．

　筆者の訪問リハの経験から「病院におけるリスク管理」や「訪問看護におけるリスク管理」以外を表現することで，これから訪問リハに従事しようと考えている経験の浅い方や，日々，リスク管理に不安を抱えながら訪問している方の一助になれば幸いと考える．「めったに起き得ることはない」が「起き得る可能性がある」ために，日々，リスクを管理しなければならないこと，またすでに，そのリスクになんらかの要因が加わって，異変・急変が生じている場面の対応を含んでいる．すなわち筆者が，それらのリスクを管理できなかったという経験があるから表現できている内容となっており，「現場から学んだ」ものばかりである．

　一方，この内容でリスク管理が十分できるということでは決してなく，読者には本書をきっかけに，成書にてさらに理解を深めていただくことを強く願い，また，ここに書かれていることに対応できなければ，皆さんの訪問におけるリハサービスが，どれだけすばらしいものであっても，一つのリスク管理を怠ったことで，その対象者の生活は一変してしまうということを理解いただきたい．これは筆者の経験から強く願うことである．

　今回，各項目の最後に「ナースよりワンステップ情報」を添えていただいた看護師の一瀬るみ子氏は，豊富な現場経験の中で救急外来の経験もおありであ

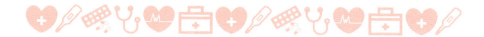

る．救急外来とは，いうまでもなく「在宅で生活している方」が異変・急変を起こされて来られる現場であり，われわれ，在宅サービスに携わる者ができるリスク管理，異変・急変時の対応を非常にわかりやすくおまとめいただいた．心より感謝申し上げる．

　最後に，前著2編と同様，今回も編集室の小林美智氏の「現場スタッフのために」「在宅でその人らしい生活がとだえることがないように」という，筆者の思いを理解いただきながらの編集作業に感謝申し上げる．こうやって，3年ごとに「学ぶシリーズ」が出版できることに感謝し，今後も「学ぶシリーズ」に共に取り組めることを願っている．

2017年3月吉日

宇田　薫

目次

はじめに ………………………………………………………………………………… ii

1. **微熱**：いつもより体温が高いが，ご本人は元気そう ……………………… 1
2. **高熱**：いつもより体温が高く，訪問リハお休みの連絡が入った ………… 4
3. **低体温**：高熱じゃないので，温めれば大丈夫？ ………………………… 7
4. **徐脈**：ご本人はいつもと変わりない．受診せずに様子をみればよい？
   ………………………………………………………………………………… 10
5. **頻脈**：確かに脈は速いけど，これって危険な状態？ …………………… 13
6. **バイタル測定不可**：上腕で血圧が測定できない！SpO_2 が測定できない！
   ………………………………………………………………………………… 16
7. **褥瘡**：まだ少し赤いだけだから大丈夫かな？ …………………………… 19
8. **表皮剥離**：保護テープを貼っておけば大丈夫かな？ …………………… 22
9. **オムツかぶれ**：褥瘡じゃないから大丈夫？ ……………………………… 25
10. **脱水**：汗をかいていなくても，元気がない原因は脱水のことも！……… 28
11. **熱中症**：注意は促しますけど，具体的にどうすればいいですか？ …… 31
12. **紫色蓄尿バッグ症候群**：どうしよう．尿が黄色じゃなくて紫色に
    なっている!! ………………………………………………………………… 34
13. **排尿カテーテル抜去**：かなり引っ張ったけど，抜けていませんか？… 37
14. **尿路感染**：尿路感染で入院することは多いのですが，何に気をつければ
    いいですか？ ………………………………………………………………… 40
15. **尿閉**：排尿量が少ないのは水分摂取が少ないから？ …………………… 43

⑯ 転倒：X線では異常なかったのに，やっぱり折れている!! ……………… 46

⑰ 転倒頭部打撲：「転んで，頭打ったけど大丈夫です」．本当に大丈夫？
……………………………………………………………………………… 49

⑱ たんこぶ：「数日で治るから大丈夫ですよ」で大丈夫？ ……………… 52

⑲ 誤嚥性肺炎：ムセがなくても誤嚥性肺炎に！……………………………… 55

⑳ 人工呼吸器：アラームってめったに鳴らないと思っていて大丈夫？ … 58

㉑ 帯状疱疹：入院リハでは聞いたことがない．それはうつるの？ ……… 61

㉒ 発疹：たぶん，じんましん？ 家でも疥癬になる？ どうやって
見分けるの？ ……………………………………………………………… 64

㉓ 頭痛：どれくらい痛かったら受診？ ……………………………………… 67

㉔ 腹痛：リハの対象疾患ではないのでわからなくてもよい？ …………… 70

㉕ 胸痛：心臓が痛いのでしょうか？ 胸部の痛みは不安です！…………… 73

㉖ 下痢：リハビリができないとの，お休みの連絡．そのままでよい？ … 76

㉗ 熟睡：意識障害か単なる寝不足か？ 見分けがつかない！……………… 79

㉘ 症候性てんかん：忘れたころに起こるてんかん．頭の片隅に… ……… 82

㉙ 飲み忘れ：朝食後の内服薬を昼前の訪問時に発見！もう飲まなくてよい？
……………………………………………………………………………… 85

㉚ 爪・耳垢：リハビリや生活にも影響を及ぼすことも!! ………………… 88

㉛ 鼻血：訪問すると，鼻血が出ている．なかなか止まらない…………… 91

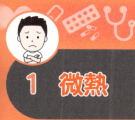

1 微熱

いつもより体温が高いが，ご本人は元気そう

プロローグ

　体温測定は訪問リハにおいて，日常的に行われているバイタル測定であるが，病棟勤務のときには看護師が測定した数値を共有するのみであり，自身で測定した経験は皆無に等しいと考える．そして，病棟で微熱程度のときは，看護師に助言を得ながら，リハを実施した経験もあるだろう．しかし，在宅では，訪問リハセラピスト自身での判断が求められるようになり，微熱でもいつもと変わりない様子であったり，体調が思わしくなくても「リハビリをしたい」と訴えられるなど，リハ実施の判断の難しい場面に出くわすことがある．

> * 体温とは
> 　意外と体温は「動脈血の温度」と知らないセラピストは多い．腋窩で測定する場合は①体温計を前下方から後上方へと腋窩動脈に向かって挿入する．②外気の温度の影響を受けないよう腋窩をしっかりと閉じる．誰が測定しても異常に気づけるよう，事業所内の全スタッフが，毎回，正しい測定方法を実施する習慣をつけておきたい．一般的に平熱が36℃台の人は，37℃台で微熱とする．

☆できるセラピスト☆の 体温が高めである利用者へのリスク管理場面

事例

　90歳代，女性．要介護3．左大腿骨頸部骨折後，回復期病棟を経て自宅へ退院．痛みもなく，経過は順調であり，骨折前からご家族と近くのスーパーまで歩いて行ったり，たまには旅行もされる元気な方である．訪問リハにも積極的であった．ある日の訪問時，普段の体温は36.3℃前後だが，その日は37.5℃であった．様子はいつもと変わりなく，ご本人も「自分では何も変わらない．いつもと同じですよ」という．セラピストは様子を見ながら，いつもよりプログラムを少なめに行うことを提案するが，ご本人からは「いつも通りがんばりたい」とお願いされる．

☆できるセラピスト☆のリスクマネジメント

- Ⓐ 測定方法が正しかったか確認.
- Ⓑ 測定前後の行動状況を確認.
- Ⓒ ほかのバイタルとの関係.
- Ⓓ ご本人の「大丈夫」をう呑みにせず,いつもと違う症状が出現していないか確認.
- Ⓔ 特に夏場は室温の確認.

Ⓐ～Ⓔの行動の裏づけ

- Ⓐ 毎回,正しく測定できていれば,「いつもと異なる」可能性は大きい.
- Ⓑ 訪問スタッフを迎える準備であわてて動いていた直後,入浴後,食事後,口論などの後は体温が上昇する.
- Ⓒ 0.5℃の体温上昇で脈拍数も増える.心悸亢進や呼吸の促進もみられる.
- Ⓓ 尿量減少,口渇,下痢などの有無の確認.
- Ⓔ 高齢者は,夏場でもクーラーなしで過ごされることも多く,高い室温により体温が上昇していることもある.

☆できるセラピスト☆の対応

- ♪ 途中と終わりに体温測定実施「いつもより高かったので,念のために測りましょう」と促す.
- ♪ プログラム途中で,動作や反応がいつもと違ったらプログラムの変更や中止を検討.
- ♪ 高齢者の場合,動作に変化が起きることがある(本ケースの場合,歩行中に膝折れがみられた)ので,移動を伴うプログラムには留意する.
- ♪ 体温の数値だけでなく,いつもと異なる状態と感じたら,ご家族にその旨を伝える.
- ♪ さらに体温が上昇しないか,ご家族にその後の体温測定をお願いする.
- ♪ 訪問後(当日中に),電話で状況を確認する.
- ♪ ご本人のストレスにならないような対応を心がける.
- ♪ 室温が高ければ,風通しをよくしたり,クーラーの温度設定を一緒に確認するなどの,熱が放散できる支援を図る.

対応を怠ると

◆ 高齢者の場合, 肺炎を起こしていたら入院となる場合がある（本ケースの場合, この後, ご家族が体温測定を繰り返すと, さらに上昇したので受診され, 肺炎を少し起こしていたが, 内服で自宅療養となった）.

◆ 高齢者の場合, いつもと同様の移動・動きができず, 転倒などのリスクが生じる.

◆ 訪問が週末であれば, 受診の機会を逃し重症化に至ることもある.

> *高齢者の肺炎とは
> 高齢者の肺炎は症状が出にくく, 発見が遅れることがある. 75歳以上の男女の年代別死亡原因の5位以内に入っている（ほかの5位以内は悪性新生物, 心疾患, 老衰, 脳血管疾患）ため, 早期発見が重要である.

ナースよりワンステップ情報

微熱は風邪以外に脱水や誤嚥によるもの, 感染症によって起こる場合などが考えられますが, 体温は, 食事・運動・気温・睡眠・感情の変化などによっても変動します. 近年では, ストレスによる微熱も多くなっているようです. 微熱だけであわてて病院に行く必要はありませんが, 熱の出始めかもしれません. 続くようでしたら, 受診を勧めてください. 肺炎は微熱のこともあり, 発見が遅れると重症化しますからね. 元気そうに振る舞っているだけかもしれませんよ. 風邪の症状や痛みや腫れがないか, 具体的に聞いてみてください. そのほか筆者の経験では, 布団や衣服をたくさん着すぎて熱が体内にこもってしまい体温が高くなっている, こもり熱のお子さんやご年配の方も冬季にはよくみかけました. 室温や衣服の調整も重要ですね.

参考文献

1) 厚生労働省平成27年人口動態統計月報年計(概数)の概況. http://www.mhlw.go.jp/toukei/saikin/hw/jinkou/geppo/nengai15/ (2016年12月閲覧)
2) 平 孝臣, 他（編）：わかるバイタルサイン AtoZ. 学研, 2000

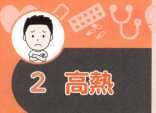

2 高熱
いつもより体温が高く，訪問リハお休みの連絡が入った

プロローグ

訪問予定日に「今日は熱があるので，訪問リハはお休みにしたい」と連絡を受けることもあれば，訪問してはじめて「今日は熱がある」と報告を受けることもある．発熱があり，ご本人も自覚があるため，訪問リハの実施は見送ることになるが，そのまま何もせずに休みにするという対応で大丈夫だろうか？体調不良時に電話連絡を受けたり，家を訪問した医療従事者として，すべきことを考える．

＊バイタル測定のみの訪問とは
　筆者の事業所は，ご本人から事前にお休みの連絡を受けたとしても，バイタル測定の訪問をさせていただくように促している．ご本人が「ちょっと熱があるだけ」と判断されていても，受診が必要な状態であったり，高齢者世帯や独居の場合は受診の支援も必要となるかもしれない．もし，かたくなに訪問を拒まれる場合は，経過や状態をお聞きし，状況によっては電話にて受診を勧めたり，経過を見守る必要がある．

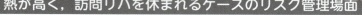

☆できるセラピスト☆の
熱が高く，訪問リハを休まれるケースのリスク管理場面

事例

80歳代．男性．要支援2．独居．イレウスにより入院し，退院後，体力低下を起こし，近所のスーパーまで買いものに行けなくなっていたが，真面目な性格の方で，熱心に自主トレにも取り組まれ，徐々に歩行距離が延長できていた．リハ実施前の体温測定では，いつもは36.3℃だが，今日は38.2℃である．ご本人も「熱っぽい」自覚あり．セラピストに気を遣い「せっかく，来てもらったから，足の運動だけ少しやってみましょう（下肢筋力訓練だけしてみてください）」とおっしゃる．

☆できるセラピスト☆のリスクマネジメント

Ⓐ 熱があるときに運動することのリスクを説明．
Ⓑ いつから具合が悪いのか確認．

- ⓒ 悪寒や発汗，尿量，口渇などの有無を確認．
- ⓓ 受診（往診）を勧める．

🆗 ⓐ～ⓓ の行動の裏づけ

- ⓐ 発熱時は安静にし，エネルギーの消耗を避ける．
- ⓑ 急な発熱は感染などの疑いがあるため，セラピスト自身の予防策（接触・飛沫）をとる必要がある．
- ⓒ 脱水にならないように，水分補給を促す．
- ⓓ 独居で高齢の場合，自身では受診ができないかもしれないので，ケアマネジャーやご家族への連絡を行いながら，誰が受診へ同行できるかできないかを把握し，受診の同行ができる人へ引き継ぐ．状況によっては，訪問リハスタッフが同行しなければならないこともあり得るので，日頃から，事業所で対応をマニュアル化しておく必要がある．

☆できるセラピスト☆の対応

- ♪ 受診（往診）の援助．
- ♪ 受診までのクーリングを指導．
- ♪ 水分補給の促し．
- ♪ 室温の調整．
- ♪ 悪寒がある場合，保温や室温調整を行う．

> ＊クーリングとは
> 頸部（外頸動脈部），腋窩（腋窩動脈部），鼠径部（大腿動脈部）を冷湿布，アイスノン，保冷剤，氷嚢など使用して熱の放散を促す．冷湿布以外は直接，当てると冷たいので，タオルなどで巻くのがよい．

対応を怠ると

- ◆「いつもより体温が高いが，ご本人は元気そう」（2頁）参照
- ◆ 高熱をもたらす原因は多く，ウイルスや細菌感染の場合は，ご本人だけでなく，ご家族への感染拡大にもつながる．
- ◆ 熱中症の場合は，重篤になると意識状態低下やショック状態に陥る危険性がある．

ナースよりワンステップ情報

　利用者が寒がっていたら熱の出始めかもしれません．受診までの間は，クーリングせず布団をかけるなど保温に努めましょう．クーリングは寒気がなければ体温の上昇を抑えるには効果的です．おでこを冷やすのは実はあまり効果がないと言われていますが，とりあえずはご本人の気持ちのよい場所を冷やしてあげてください．水分補給も忘れずに!!　特に高齢者は「おしっこが近くなる，のどの渇きの自覚がない」など水分補給も忘れがちです．脱水になっているかもしれません．のどが渇いたときにはすでに脱水というケースもあります．

　筆者の経験から，脱水から発熱，意識レベルが低下し，昏睡状態，さらには死に至ったというケースもありましたよ．ただし，誤嚥性肺炎を疑う場合は水分補給を勧めず受診が最優先です．日頃から嚥下の評価や水分補給がおっくうにならない環境作りも大切ですね．

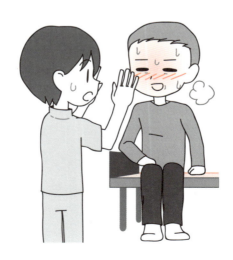

3 低体温 高熱じゃないので，温めれば大丈夫？

プロローグ

　バイタル測定で必ず行う体温測定．ほぼ100％と言ってよいほど「熱はありませんね．今日もリハビリを頑張りましょう」という具合に，熱発していないことを確認する作業になっているのが常である．しかしながら，頻度としては低いかもしれないが，「低体温状態」の利用者に出くわしたときにも，適切な対応を行わなければ重篤な状態に陥る．

> ＊低体温を起こす利用者とは
> 　高齢者や小児のケースで，室温の低い部屋で過ごしていると熱が奪われることがある．自律神経障害や脳血管障害でも起こり，低栄養でも低体温となる．

☆できるセラピスト☆の
低体温を起こす可能性がある利用者へのリスク管理場面

 事例

　80歳代後半，男性．要介護2．偏食が激しく，好きなものを少ししか召し上がらない．お酒が好きで，特に夕食はお酒とあてに副菜を少し召し上がる程度であった．ご家族もいろいろ試みられたが，「無理に食べさせるのもかわいそうだから」と様子を見守る日々であった．栄養補助食品なども好まれず，栄養摂取面での問題が継続していた．

　訪問リハでは，「居室から約15メートル離れたトイレに，伝い歩きでよいので行き続けること」を目標に筋力訓練，歩行・排泄動作を行っていたが，徐々に臥床時間が増え，歩行訓練もされなくなり，体力低下を心配していた頃，バイタル測定で体温が34.8℃と測定され，手足に冷感もみられた．

☆できるセラピスト☆のリスクマネジメント

- Ⓐ 体温を毎回正しく測定する．
- Ⓑ 意識状態の確認，血圧測定．
- Ⓒ 食事量・内容をご家族に確認しておく．

Ⓓ 各家庭で準備可能な「保温グッズ」をご家族と確認しておく．

Ⓐ～Ⓓ の行動の裏づけ

Ⓐ 毎回，正しく測定することで，異常時に適切に異常（低体温）と判断できる．
Ⓑ 低体温症状に伴い，意識状態・血圧も低下するので合わせて確認しておく．
Ⓒ 受診・入院に至ってしまったときのために，報告内容として重要．
Ⓓ 保温が必要な状況に即座に対応できる．家での保温で改善がみられたり，受診や入院に至ったときに病院に向かうまでの間，保温ができる．

＊低体温とは
　低体温の分類は文献によって異なるが，ここでは4つ分類[1]を紹介する．軽度（33～35℃），中等度（30～33℃），重度（25～30℃）．

☆できるセラピスト☆の対応

♪ 体温以外のバイタルにも変化がみられた場合，すぐに主治医や訪問看護に連絡を入れるか，もしくは救急車を要請する．
♪ 体温だけでなく，意識や呼吸状態についても報告できるようにする．
♪ 家庭で行える保温方法を，ご家族に指導することができる．

対応を怠ると

◆ 中等度になると，意識レベルの低下や心拍数も低下し，挿管に至る．
◆ 安易に運動やマッサージを行うと，末梢の血液（低温，低酸素，高カリウム）が心臓に戻り，危険な状態になることがある．

ナースよりワンステップ情報

　低体温時には，全身の保温に努めるために，電気毛布・湯たんぽ・電気あんか・使い捨てカイロなどを使用すると思いますが，低温やけどに要注意‼　そのほか，ペットボトルにお湯を入れた使用は絶対にしないでくださいね．漏れたり，壊れたりした場合は，実施者の責任になりますよ．それから，カイロをあてた場所を，コルセットやサポーターなどで圧迫しないでください．血流が押さえられてしまい，皮膚温が上がって，やけどを引き起こしやすくなります．電気毛布も一晩中使用してしまうことにより，低温やけどを引き起こす場合もあります．筆者の経験から，電気あんかを皮膚に密着させていたために，低温

やけどから壊死を起こしてしまい，足を切断するというケースもありましたよ．湯たんぽなどは直接皮膚につけてはいけません．足元（身体）から必ず10センチ以上は離してくださいね（動かれることも想定して！）．

参考文献
1) 森田孝子（編）：救急・急変に役立つフィジカルアセスメント．総合医学社，2015

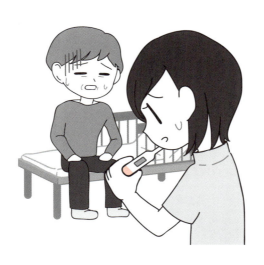

4 徐脈
ご本人はいつもと変わりない．受診せずに様子をみればよい？

プロローグ

　脈拍測定は，訪問リハ開始時に必ず行うバイタル測定である．その異常は，回数やリズム，強さ，立ち上がりなどから，さまざまなアセスメントが本来可能である．しかし，訪問リハにて遭遇する脈拍異常とは，主に運動負荷後の脈の増加とその戻りを確認したり，呼吸循環器疾患のケースにおける基本的なバイタル測定程度と思ってはいないだろうか？　また，それらは頻脈となることが大半で，徐脈は訪問リハではあまり遭遇する機会がないと考えるが，徐脈時の判断も，非常に重要であることを認識しておく必要がある．

＊徐脈への留意が必要な利用者とは
　胸痛，呼吸困難，意識障害，血圧低下などの症状を伴っている「症候性徐脈」のときは緊急性が高いと判断する．

☆できるセラピスト☆の
症候性徐脈を起こしている利用者へのリスク管理場面

 事例

　80歳代，女性．独居．要介護3．屋内は伝い歩きにて移動ができているが徐々に活動性も低下しており，決して安全な状況ではない．子どもたちは施設入所を希望しているが，ご本人の強い希望で独居を続けている．いつもどおり訪問し，バイタル測定を実施．毎回，どのバイタルも安定しているが，今日は脈拍が46回，血圧が84/48 mmHgと極端に低い数値になっている．橈骨動脈の触診も少し弱い感じがする．しかし，ご本人は至って元気である．受診を勧めても「大丈夫だから行かない」といわれる．

 ☆できるセラピスト☆のリスクマネジメント

- Ⓐ バイタルの再測定と橈骨動脈の脈拍の強さなども確認
- Ⓑ 不安を与えないよう留意しつつ，いつもと違うことを伝える．
- Ⓒ ご家族へ連絡し，主治医へ報告させいただくことに了解を得る．

Ⓓ 主治医へ報告．
Ⓔ 主治医の指示を受ける．
Ⓕ 状況に応じて外来受診の支援，救急車要請を行う（ご家族にも連絡）．

Ⓐ～Ⓕ の行動の裏づけ

Ⓐ 測定に誤りがないか確認することで，いつもと異なることが明らかになる．
Ⓑ 不安により，今以上，ストレスをかけないようにする．
Ⓒ ご本人が「大丈夫」と訴えているため，救急対応をとったことで，後々，ご本人とトラブルになることを回避するため．
ⒹⒺ 主治医の病院へ受診する場合は，主治医が事前に外来・救急に連絡を入れ，病院での対応が速やかになることもある．
Ⓕ 当日の訪問時からのバイタルの変化などを救急隊に申し送る．報告内容によっては「心筋梗塞の疑い」となり，病院到着後すぐに検査に至ることがある．

☆できるセラピスト☆の対応

♪ 日頃からバイタル測定を適切な手技で行う（異常時の判断が正確になる）．
♪ 主治医・看護師へ脈拍数以外の情報も提供できる．
♪ ご本人に不安を与えない．
♪ 受診まで，または救急車が来るまで，時系列で報告できる準備をする．
（待っている間も，ご本人に不安を与えないような声がけをしながら測定を続ける）

対応を怠ると

◆ 日頃，毎回，正しい測定を適切に行わなければ，異常時の発見がおろそかになる．
◆ 私たちの不確かな情報提供では，主治医・看護師が正しく判断できず「自宅で経過観察」と判断される可能性がある．
◆ 仮に受診に至っても，経過報告内容から緊急性が疑われなければ，対応が後手にまわることがある．

＊徐脈から起こり得ることは

　筆者は，本人は「変わりない」と訴えるが，徐脈，血圧低下がみられ，主治医に報告したところ，念のため，救急外来や救急車要請となり，病院到着後，すぐに心筋梗塞状態に陥ったケースを2名経験した．救急車を要請したが何事もなかったら，判断した理由とおわびを丁寧に行えばよい．「念のため」を怠ると，取り返しのつかないことは実際にあり得るのである．

 ナースよりワンステップ情報

　「徐脈」は心臓の中で電気が作られなくなったり，途中でストップしたりするために起こり，脳に必要な血液を送ることができなくなります．高齢者では，ほとんどの人は症状がない場合が多いですが，めまいや息切れ，元気がないなどの症状もみられますよ．そのほかに，心筋梗塞などの心臓病のある人，抗不整脈薬の副作用などでも起こります．でも安心してください．自覚症状のない人は治療はさほど必要なく，経過観察をしておけばよいとされています．しかし !!!　脈拍が30〜40程度以下のときは要注意です．筆者の経験では房室ブロックから緊急にペースメーカーの治療が必要となり，一命をとり止めた高齢者のケースは珍しくありませんでした．自覚症状がないからといって，万が一気づかずにリハを行ってしまえば，途中で心臓が止まってしまうという，命に関わるようなこともあることを肝に命じてくださいね．

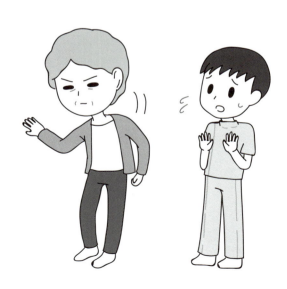

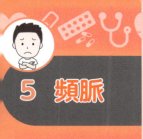

5 頻脈

確かに脈は速いけど、これって危険な状態？

プロローグ

　脈拍は正常値が60～100回/分といわれ（高齢者は60～80回/分ともいわれる），100回/分以上であると頻脈といわれる．運動負荷後は一時的に増加するが，安静とともに元に戻るのが通常である．しかし，訪問してすぐに行うバイタル測定時に，すでに100回/分以上を測定したとき，どのような対応が必要だろうか？　深呼吸を促すだけでよいのだろうか？　治まらなかったら，すぐ受診を促すのか？

> ＊頻脈への留意が必要な利用者とは
> 　頻脈は，精神的ストレス，貧血，脱水，発熱などさまざまな要因があるため，日頃から利用者の生活スタイルを把握しておくことも重要である．一方，当然，リスクが高い頻脈が出現する場合もあるので，受診のタイミングを逃さないように注意が必要である．

☆できるセラピスト☆の頻脈がある利用者へのリスク管理場面

事例

　50歳代，男性．脳梗塞による右片麻痺．要介護1．サラリーマンであったが，現在，休職中．運動麻痺は軽いが，軽い運動性失語があるため，復職できるかどうか不安な日々を送っていた．3人の子どもがおり，まだ学費がかかる時期なので強く復職を希望していた．幸い，事務職であり，電話対応はほかの職員にフォローしてもらえるとうかがっている．復職に向けて，作業療法士と言語聴覚士の訪問を行っていた．ある日の訪問時，脈拍が118回/分と頻脈になっていた．いつもは80回/分前後である．

☆できるセラピスト☆のリスクマネジメント

Ⓐ 脈拍測定を1分間実施，ほかのバイタルも測定．
Ⓑ 自覚症状の確認．
Ⓒ 訪問前の活動状況を確認．
Ⓓ 最近の心配ごとへの不安を聴取．

Ⓐ~Ⓓ の行動の裏づけ

- **ⒶⒷ** 脈拍の速さだけでなく,リズムや大きさの不整を確認.動悸や違和感の有無.ほかのバイタルの変化など,受診時の情報として必要である.
- **Ⓒ** 訪問前に自主トレをされていたり,あわてて身支度していたなど,一時的に頻脈になる活動の有無を確認.
- **Ⓓ** 不安な日々が続いていたり,さらに不安なことが増えているなど,精神的なストレスの変化がないか確認.

> *頻脈とは
> 放っておいてよいものから,治療が必要なものまでさまざまである.在宅でよく出くわすのは「期外収縮」「心房細動」ではなかろうか? 自覚がない場合もあるので,セラピスト側が過剰に頻脈に反応することで,かえって利用者の不安が増す場合があるので注意する.自覚症状があったり,運動後の頻脈が激しくなるようであれば受診を勧める.大体は24時間ホルター心電図を装着しての診断に至ることが多い.

☆できるセラピスト☆の対応

- ♪ 適切な脈拍測定ができること.詳細は成書にゆずるが,回数だけでなく,大きさ,脈の立ち上がりなどが触診できると,医師の診療の一助となる.
- ♪ 頻脈に対し,経過観察は常に必要だが,不安傾向が強い利用者に対してはご家族へ伝えるようにし,ご本人には必要以上の情報提供はしないように注意する.
- ♪ 安静にしていても頻脈が続いていれば,利用者が躊躇していても,「念のため」「大丈夫なことがわかったほうが安心ですね」など,受診に至るように促す.心臓のことであるが,反対に不安が強いために受診しないケースが稀にある.

対応を怠ると

- ◆ 徐脈よりも出くわすことが少なく,放っておいてもよい場合もあるが,緊急性を要する頻脈の場合は,血圧が徐々に下がりショックレベルまで低下することもあり,徐脈よりもリスクが高い場合が多いことを念頭に置いておく.

ナースよりワンステップ情報

　脈が速いときはあわてずに，運動以外にも緊張や興奮するような状況でないかということも冷静に判断してくださいね．1分間に130回以下で，しばらくして治まるようでしたら問題ありません．交換神経が高まると，脈は誰でも早くなりますよ．そのほか，発熱や脱水，貧血など頻脈の原因はさまざまありますが，急に脈が1分間に140回以上にもなる場合には，危険な状態かもしれません．脈拍が速すぎると，心臓は血液を効率的に送り出すことができなくなり，心臓が空回りして，全身へ血液を送れない状態になります．動悸が激しくなり，めまい，冷汗，吐き気などを伴い，時には意識を失うこともあります．

　筆者の経験では，頻脈（心室細動）から心停止になるケースがありましたよ．ほかにも脳梗塞や心筋梗塞の原因となる頻脈（心房細動）もありますので，脈が異常に速く，治まらない場合には，すぐに受診ですね．

参考文献

1) 平　孝臣，他（編）：わかるバイタルサイン A to Z．学研，2004

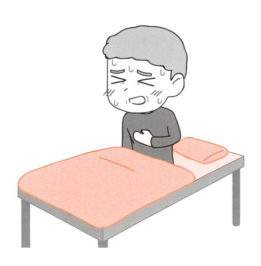

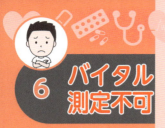

6 バイタル測定不可
上腕で血圧が測定できない！SpO_2 が測定できない！

プロローグ

　血圧測定手技は養成校時代に経験しているため，臨床に出てから，改めて測定技術を確認する機会は少なく，上腕での測定のみしか経験していない場合，臨床で初めて，上腕以外での測定を強いられた際に戸惑うスタッフが稀にいる．病院では看護師が，ごく普通に測定を行っているため，訪問リハスタッフが戸惑う場面を目のあたりにして，利用者に不安を与えることにもなりかねない．

　酸素飽和度（S_pO_2）においては，特に技術を要しないと思われるが，最低限の知識を有していなければ，正確な測定が行われないことも改めて認識する必要がある．

＊血圧が上腕で測定できない利用者とは
　「一方の上肢が重度の運動麻痺，片方の上肢が透析のためのシャント造設」「一方の上肢のシャントが使えなくなり，もう一方の上肢に新しいシャントを造設」などが想定される．
＊S_pO_2 が測定できない利用者とは
　手足が冷たい場合，白癬症やマニキュアでパルスオキシメータ内の光の透過が遮られる場合，手足を静止することが困難な場合などである．

☆できるセラピスト☆の バイタル測定が困難な利用者へのリスク管理場面

 事例

　70歳代．女性．要介護2．慢性関節リウマチ．3年前より人工透析を受けている．手指の変形が強く，肩・肘関節にも制限があるが，知的には良好であり，リーチャーなど自助具を利用して，入浴や外出以外は自立されている．屋内歩行は居室横のトイレまでは一人で移動されているが，食卓まではご家族が見守られている．夜間のみポータブルトイレを利用されているが，ある夜，バランスをくずして転倒，右上腕骨を骨折される．入院には至らなかったため，訪問リハは継続となったが，骨折と反対側の左上肢には透析のためのシャントが造設されており，いつものように上腕での血圧測定ができない．

☆できるセラピスト☆のリスクマネジメント

Ⓐ 上腕以外での血圧測定の手技を身につけている．
Ⓑ 上腕以外での測定時との違いを知っている．

ⒶⒷの行動の裏づけ

Ⓐ 測定可能箇所を複数知ることで，常に血圧測定が可能である．
Ⓑ 上腕以外での測定について利用者・ご家族に説明ができ，不安感を与えない．

☆できるセラピスト☆の対応

♪ 足背動脈（ほかに膝窩動脈や後脛骨動脈でも測定可能）での測定を行う．
♪ 聴診できないことが多いので，触診にて収縮期血圧しか測定できないことや，上腕よりも数値が高めに測定されることを説明する．

対応を怠ると

◆ 血圧測定ができないまま，リハプログラムを実施することになる．
◆ リスク管理しながらのリハ実施とならない．
◆ ご本人，ご家族に説明ができず，不安感を与えたり信用を落とすことになる．

＊S_pO_2が測定できないときの対応と確認
・手足が冷たい場合，血液循環が悪い状態なのでマッサージなどで温める．
・白癬症やマニキュアはパルスオキシメータの光（LED）を遮るので，それらがない爪を選ぶか，マニキュアを落とす．
・プローブ（センサー部のこと）の装着部位を確認．指が奥まで入っており，光が爪の付け根を通過する位置にあるか確認．指先に隙間があるとよけいな光が入ってしまう．

ナースよりワンステップ情報

　膝窩動脈で測定する場合には，大腿用の大きなマンシェットが必要になりますので，下腿にマンシェットを巻いて，後脛骨動脈に聴診器をあてての測定が一番適切かと思います．触診で測る場合は，職員の手が冷たいと利用者に不快感を与えてしまうので，手を温めてから行ってくださいね．大切なことは，寝た状態で下肢と心臓の高さを同じにして測ることです．上腕に浮腫のある人は，その程度によりますが，例えば右腕にリンパ浮腫がある場合は，右半身のリンパの流れも悪い可能性があるので，下肢で血圧測定する際は左足で測定し

てください．血圧とS_pO_2を同時に測定するときは，血圧測定と同じ側の指でS_pO_2を測らないように!!　血流が止まることでS_pO_2が低下したり，測定不能になったりしますよ．一般にパルスオキシメータは，数秒間ごとの拍動を基に平均値を算出しています．装着直後の値ではなく，20～30秒程度置いてから値を読みとるようにしましょう．筆者の経験から，バイタル測定はあわてると，正しく測定できずに，よけいな時間を要しますよ．落ち着いて測定してくださいね．

参考文献

1) 日本呼吸器学会肺生理専門委員会：よくわかるパルスオキシメータ．一般社団法人日本呼吸器学会，2014
2) 平　孝臣，他（編）：わかるバイタルサイン A to Z．学研，2000

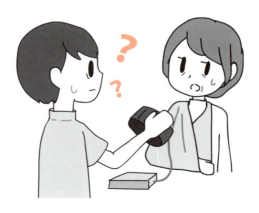

7 褥瘡

まだ少し赤いだけだから大丈夫かな？

プロローグ

褥瘡は，ステージがいったん進行してしまうと，完治するまでに多大な時間を費やし，利用者ご本人にとっても，苦痛や不快感を長期間経験させることになる．また，順調に治癒する経過をたどるとは限らず，場合によっては重篤な状態に陥ることがある．「少し赤くなっているだけ」の時期から，褥瘡は発生しているということを強く認識し，褥瘡を発見した際の，訪問リハスタッフがすべき対応について知っておこう．

＊褥瘡が発生しやすい利用者とは
　長期臥床を強いられている，（臥位だけでなく）同一姿勢をとる時間が長い，栄養状態が十分でない，皮膚の状態が悪い（薄い，むくんでいるなど），ベッドマットレスや車いすクッションが不適合な状態，皮膚にせん断力がかかるような移動や移乗が行われているなど，一つの要因でも発生することもあるが，多くは複数の要因が重なっていることが多いと思われる．

☆できるセラピスト☆の 褥瘡が発生しやすい利用者へのリスク管理場面

 事例

80歳代，男性．要介護4．脳梗塞後，右上下肢麻痺（Br. stage Ⅱ）．3歳年下の妻と二人暮らし．知的面は良好であり，夫婦での会話を楽しみながら過ごされていた．しかし，麻痺の影響で，日中は介助では車いす移乗はできず，終日ベッドで過ごされていた．痩せておられるため，褥瘡予防目的でエアマットを導入され，現在まで褥瘡の発生はない．最近，妻が体調をくずしてから妻の介護負担が増したため，介護負担軽減の目的で，週1回の通所サービスの利用が始まった（今までは，住居が2階であったため利用を拒んでおられた）．通所の初回利用日の翌日に訪問すると，「昨日はお尻が痛かった」と訴えがあり，殿部を確認すると仙骨部が赤くなっていた．

☆できるセラピスト☆のリスクマネジメント

- **A** マット圧の確認（体重設定など変化していないか）.
- **B** ポジショニングの確認（仙骨部に圧がかかるようなポジショニングになっていないか）.
- **C** 通所サービスで，どのような肢位で過ごしておられたかの確認.
- **D** 最近の食事内容や量に変化はないかの確認.
- **E** 発赤が褥瘡の可能性があるか実際に確認.

A〜E の行動の裏づけ

- **A** エアマットの設定スイッチ部はカバーがないものもあり，稀になんらかの拍子に触れてしまい，体重設定が変更されている場合がある．福祉用具貸与事業所のメンテナンスの時期とタイミングが合わなければ，それまで気づかないということもある．
- **B** エアマットであっても，ギャッジアップ角度や足上げ角度によって，仙骨部に圧がかかってしまうことがある．
- **C** 通所サービスを利用した後に発生しているため，通所でのポジショニングを確認する必要がある．短時間でも褥瘡は発生する．
- **D** 栄養不良だけで褥瘡は発生しないが，今後，「予防」「治癒」を検討する際，栄養面も合わせて考える必要がある．
- **E** 一時的な発赤か褥瘡，いずれの場合においても対応が必要となってくる．

☆できるセラピスト☆の対応

- ♪ 自宅でのポジショニングが問題であればご家族や訪問系スタッフと，通所サービス利用時のポジショニングの問題であれば通所スタッフと，安全な肢位についての確認を行う．
- ♪ 栄養面の管理（食事作り）が妻だけでは不十分であれば，妻以外のご家族の協力や配食サービス，栄養補助食品など，栄養が確保できる工夫を関係者と検討する．

対応を怠ると

- ◆ 褥瘡が発生するリスクのある利用者の皮膚に少しでも異常が発生すると，瞬く間に悪化してしまう．
- ◆ エアマットを使用しているから，褥瘡は発生しないということはない．

◆ ご家族やケアマネジャーから「褥瘡はないです」という報告を受けても，自身の目で確認しなければ，見落とされている褥瘡（初期）は，みるみる悪化する．

 ナースよりワンステップ情報

　褥瘡は身体の一部が圧迫され，血液や栄養が十分通わなくなることで細胞が壊死してしまう状態であるということを，まずは認識しておいてくださいね．そこに行きつくまでには段階があります．赤いかな？　と思ったら，体位交換や局所の圧迫を取り除いてみてください．20～30分しても消退しない発赤は，すでに褥瘡が始まっています．除圧により赤みが消えても今後，褥瘡へ移行していく可能性が大きいです．頻繁な体位交換も必要となります．ご家族やほかの訪問スタッフと情報を共有しておいてくださいね．皮膚の発赤部位やその周囲をマッサージすると，組織をさらに傷めることになるため，マッサージは絶対に行わないようにしましょう．筆者の経験から，一晩で皮膚潰瘍を発生させてしまったケースもありましたよ．治療は長引きましたけど．
　「褥瘡予防は治療に勝る‼」一緒に予防していきましょう‼

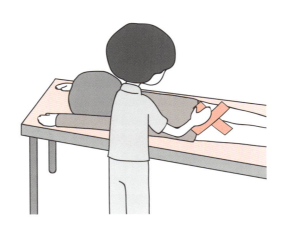

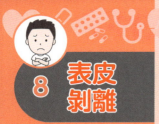

8 表皮剥離

保護テープを貼っておけば大丈夫かな？

▶プロローグ

　高齢者の皮膚は薄く，知らないうちに剥離を起こしていることがある．そのようなケースには，常に剥離を起こさない予防策をとることはもちろんであるが，もし，訪問中に剥離を起こしてしまったり，訪問時にすでにそのような状態になっているときに，訪問リハスタッフの適切な対応が必要である．私たち成人の皮膚と同じように，テープで保護しておけば再生するだろうなど，安易な判断をしてはいけない．

＊表皮剥離を起こしやすい皮膚とは
　高齢者の皮膚は水分も弾力も少なくなるため，はがれやすい状態になっている．またコラーゲンも減るので弾力性が失われ，少しぶつけただけでアザ（老人性紫斑）ができてしまう．女性が気にする肌のターンオーバーも，高齢になると成人の2〜3倍以上にもなるといわれている．

☆できるセラピスト☆の表皮剥離を起こしやすい利用者へのリスク管理場面

事例

　90歳代，女性．要介護5．約10年前に腰椎圧迫骨折を起こしてから寝たり起きたりの生活が続いていたが，90歳を超えてからはベッド上の生活となっている．ご家族から「天気のよい日は家の向かいの公園に連れていってあげたいので，車いす選定だけでなく，車いすの乗せ方や座らせ方を教えてほしい」との希望あり．順調に経過し，ご家族での車いす移乗が可能となった頃のある日，訪問すると下腿に表皮剥離を発見．ご家族は「血も出ていないので，バンドエイドを貼っておけば大丈夫ですね」とおっしゃる．

☆できるセラピスト☆のリスクマネジメント

Ⓐ 剥離部分の皮膚の状態をご家族と一緒に確認．
Ⓑ 剥離を起こしたときの状況の確認．
Ⓒ 日頃から，サービス開始時に皮膚の状態や環境を確認する．

🆗 Ⓐ～Ⓒの行動の裏づけ

Ⓐ 出血していなければ，ご家族も軽く判断してしまうので，剥離の状態を確認し「引っつきにくいこと」「ここから感染を起こすと大変なことになってしまうこと」などを共有する．剥離の状況によっては受診が必要になり，医師に正確に状況を伝えるためにも必要な作業である．

Ⓑ 頻回に行う動作の中での剥離であれば，今後も，剥離を起こす可能性があるので，今回の状況を確認する必要がある．

Ⓒ 全身の皮膚が脆弱な状態である場合，ベッド柵に上肢が当たって剥離する場合などもあるので，利用者の周辺において，ご本人の身体部分が触れる環境を確認する．

☆できるセラピスト☆の対応

♪ 利用者ご本人には不安を与えないように配慮する．もし，ご家族が剥離させてしまった可能性がある場合は，ご家族を責めるような表現にならないようにも留意．

♪ 「剥離しています」だけでは，医師には状態が伝わらない．「大きさ」「出血の有無」「皮膚の状態（剥がれた皮膚が残っているのかどうか）」程度の報告を添える．

♪ 触れると剥離を起こしそうな環境（車いすのレッグレストのフレームなど）があれば，今後も剥離を起こす可能性があるので，動作指導だけでなく環境を変えることも検討する（車いすのレッグレストのフレームを柔らかい素材で覆う，着脱式のレッグレストに変更する，靴下を履いて保護するなど）．

♪ 皮膚の脆弱化がうかがえるケースには，サービス開始時から，本人の周辺に「四肢の触れる」ものを置かない，セラピストの四肢の把持の力加減など，剥離や出血を予防する対策をとる．

対応を怠ると

◆ 高齢者の皮膚の治癒には時間がかかるため，感染を起こすリスクも大きくなる．

◆ 表皮剥離から感染を起こして敗血症（36頁参照）になる場合もある．また，ご家族から市販の塗り薬を提示されても，適切でない場合があるので，勝手な判断で使用してはいけない．

ナースよりワンステップ情報

　介助時に表皮剝離させてしまうケースは少なくありません．中でも移乗の際のフットサポートによるものが一番多いように感じます．利用者の着替えのときに手首を出そうとして袖口を引っ張る，体位交換時に衣服を引っ張る，車いすやベッドに利用者の衣服や掛けものなどが巻き込まれる，寝返りを打ったとき，腕が布団にこすれて…など，皮膚剝離の発生事例は数多くあります．

　また，拘縮のある部位を強くつかむと，皮下出血を起こしやすくなりますから，やさしく支えてください．皮下出血は表皮剝離を起こしやすくなります．さらに浮腫のある皮膚は傷つきやすいので，傷がないかを観察して，触れるときは腕や足を強くつかまえないように注意してくださいね．

　筆者の経験から，皮膚剝離に気づかず，感染させてしまったケースがありましたよ．常に危機意識を持って観察，行動することが大切ですね．皮膚剝離を発見したら，めくれた皮膚はなるべく元の位置に戻し，めくれた皮膚が乾燥しないように，そのまま濡れたガーゼで覆うか，ラップで保護して医療者へつないでください．めくれた皮膚ははがさないでくださいね．

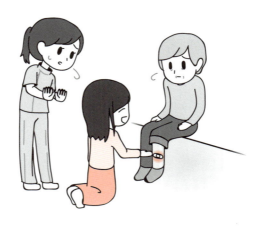

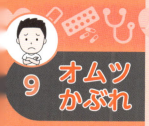

9 オムツかぶれ
褥瘡じゃないから大丈夫?

プロローグ

　褥瘡を発見したとき，私たち訪問リハスタッフは，ベッドでのポジショニング，車いすのシーティングを試みるであろう．しかし，オムツかぶれのような皮膚のトラブルにおいては，専門的な知識や技術を有していないため，「様子をみましょう」程度の声がけに終わっていないだろうか？　もしくは，オムツかぶれは，訪問リハスタッフの管理する範疇ではないと思っていないだろうか？

＊オムツかぶれのリスク管理が必要な利用者とは
　かぶれるのは，オムツが長時間密着して蒸れてしまうこと，オムツの中が不衛生である状態が長時間続くことが原因であるため，オムツ交換の回数が少なくなる状況の利用者が想定される．ベッドでの長期臥床となる要介護度の高いケースでかつ介護者の介護力が弱く，頻回にオムツ交換ができない状態であったり，自身でリハビリパンツを交換することが可能であっても，交換作業に困難をきたしている場合や，経済的な問題で交換回数を意識的に減らしているケースなども考えられる．

☆できるセラピスト☆の オムツかぶれのできやすい利用者へのリスク管理場面

事例

　80歳代，女性．要介護5．脳出血後，意識レベルが低く寝たきりの状態になって5年が経過．90歳前の夫が介護している．日中は週3回デイサービスを利用．家で過ごす日は夫がオムツ交換を担当．訪問リハは拘縮予防とリフトを利用して車いす移乗し，夫と散歩に行く練習を行っているが，最近，夫の体力低下が出現し始めており，散歩の練習が行えない日も増えてきた．ある日，夫から「お尻が赤くなっている」と訴えがあり，訪問リハスタッフが殿部を確認したところ，以前にはみられなかった発赤が，殿部の広範囲に出現していた．

☆できるセラピスト☆のリスクマネジメント

Ⓐ オムツ交換の回数を確認．
Ⓑ 排泄後の清潔方法などを確認．

- **❸** 便の形状が変化していないかの確認.
- **❹** オムツかぶれ以外の,皮膚疾患かもしれないという視点も持つ.

> ＊オムツかぶれとは
> オムツ内の環境が悪い時間が長引くことで発生する.蒸れた皮膚に便や尿,菌の代謝物や垢などの老廃物が肌に触れてかぶれやすい状態になる.

❶〜❹ の行動の裏づけ

- **❶❷** オムツ交換の回数と,オムツ交換後に殿部を清潔にできていることを確認する.また介護者の介護力により,オムツ交換の回数が減少したり,清潔にすることが不十分であったりするときも,起こりやすくなる.
- **❸** 便がやわらかくなり,排便後の清拭時に拭き残しがある可能性はないか確認する.
- **❹** オムツかぶれを見慣れていないセラピストは,誤った判断をする可能性がある.

> ＊オムツかぶれの症状とは
> 軽度：皮膚がやや赤くなる.軽い刺激を感じる場合もあるが,まったく自覚症状がない高齢者がほとんどである.
> 中度：赤みの範囲が広く腫れもひどくなる.痛みやかゆみを伴うケースが多く,不快感が強くなる.
> 重度：かぶれがひどい部分は皮膚がただれてむけてしまい,出血する.水泡ができることもある.排泄・オムツ交換・入浴時にはかなり痛むため,オムツ交換を嫌がる高齢者もいる.患部に触れなくても痛く,睡眠の妨げにもなり得る.

☆できるセラピスト☆の対応

♪ 寝たきりのケースにみられることが多いため,訪問診療を利用されていることも多く,本ケースにおいても,夫に許可を得た後,訪問リハから訪問診療に状況を報告する.訪問診療との連携体制がとれている環境であれば,画像も添える.

♪ 今回,夫の体力低下により,オムツ交換時の清潔作業が不十分になっていた可能性もある.状況によっては,今のオムツ交換の方法を夫と一緒に確認し,少しでも負担軽減になるような方法を検討する.また,今後,必要となったときを想定し,ヘルパー利用など,新しいサービスの導入について抵抗がないかなども,少しずつ情報収集を進めておく.

対応を怠ると

◆ 受診せずに，家にある適当な塗り薬で対応すると悪化する場合がある．
◆ オムツかぶれではなく，ほかの皮膚疾患である場合，治療が遅れることになる．

ナースよりワンステップ情報

　オムツかぶれは，便や尿に含まれる酵素やアンモニア・細菌などにより，皮膚にトラブルを起こします．また，尿路感染症や腎機能障害を引き起こしかねず，早目の発見はとても重要です．治療法としては，まず患部を清潔にすること．当たり前ですが，こまめにオムツ交換するとともに，適切な陰部洗浄を行うことが大切です．改善しなければ，保湿剤・非ステロイド外用薬・ステロイド外用薬などの外用薬が必要となりますが，オムツかぶれではない場合は，要注意です．便に潜むカンジダというカビが原因のカンジダ性皮膚炎は，皮膚のしわの奥まで真っ赤で，小さな湿疹のようなブツブツがあります．オムツかぶれと勘違いして，ステロイド剤などを使用すると逆に症状を悪化させますので，改善がみられなければ，早目に皮膚科受診を勧めてください．

　筆者の経験から，緑茶のカテキンは抗菌・抗酸化作用があり，雑菌の繁殖を抑え，初期のオムツかぶれには効果的でしたよ．

参考文献

1) カラダノート〜みんなの役立つ予防法や対処法 https//:karadanote.jp/（2016年12月閲覧）

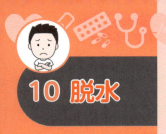

10 脱水

汗をかいていなくても，元気がない原因は脱水のことも！

プロローグ

「夏場の高齢者の脱水には注意するように」とは，訪問リハに従事していれば誰もが理解している基本的なリスク管理の一つである．しかし「水分は摂っていますよ」の利用者の一言で，「大丈夫」と判断してしまってはいないだろうか？　「脱水傾向であれば，水分摂取を促せば大丈夫」と簡単に考えていないだろうか？　脱水により，とり返しのつかないことになるケースも少なくないということを，私たちは理解しなければならない．

＊脱水症状に留意が必要な利用者とは
高齢者：食事量が少ない場合には食事からの水分摂取が減少．トイレの回数を気にして水分摂取を控えている，口渇感が低下している，内服薬が増え副作用に利尿作用がある場合など．
子ども：成人よりも発汗量が多い．
認知症：ご自分で意識して水分摂取ができないことがある．
その他：下痢をしていたり，発熱がある場合，糖尿病の場合

☆できるセラピスト☆の 脱水を起こしやすい利用者へのリスク管理場面

事例

70歳代，男性，独居．要介護1．脊椎狭窄症のため，歩行が不安定で屋外歩行は歩行器を利用，屋内歩行は伝い歩きである．日中は座椅子での生活を好み，移動時は床からの立ち上がり動作が必要となり，動作に時間を要するため，トイレに間に合うように気をつけながらの生活を送っている．現状では，排泄が間に合わず失敗するということはない．

夏場の訪問時，珍しく「2～3日食欲がない」と訴える．ご本人は「お茶は飲んでいるので脱水にはならない」と楽観的であった．

 ☆できるセラピスト☆のリスクマネジメント

Ⓐ 消化器系のトラブルや嚥下困難の有無を確認．

Ⓑ 下痢や嘔吐の有無の確認.
Ⓒ 食事の内容と量を確認. お茶の量を確認.
Ⓓ バイタル測定.
Ⓔ 皮膚の状態をチェック.

> ＊脱水とは体内の水分や電解質（ナトリウムなど）が失われている状態
> 高張性脱水：水分が多く失われる．発熱，発汗，多尿などが原因
> 低張性脱水：電解質が多く失われる．下痢，嘔吐などが原因
> 等張性脱水：水分・電解質が失われる．高張性・低張性脱水の混合型

Ⓐ〜Ⓔ の行動の裏づけ

Ⓐ 便秘，胃のむかつきなど食欲不振で食事が十分に摂れていないのであれば，受診が必要．嚥下困難な場合は，「食べられている」とおっしゃっても，量が少ないこともある．
Ⓑ 下痢や嘔吐により水分が多く失われる．
Ⓒ 「3 食食べている」という情報では量がわからない．食事からも水分を多く摂取している．
Ⓓ 高張性脱水は発熱を伴う．中等度の脱水では血圧低下，頻脈となる．
Ⓔ ツルゴール反応は，体液量が減少した高齢者で確認しやすい(低張性脱水)．ツルゴール反応のやり方は，前腕あるいは胸骨上の皮膚をつまみ上げて放し，2 秒以内に皮膚が元の状態に戻れば正常と判断し，皮膚のしわの戻りが遅くなることをハンカチーフサインという．

☆できるセラピスト☆の対応

♪ 脱水を起こしやすいと思われる利用者には，日頃から水分・食事の摂取量の確認を行う．
♪ 水分量の目安がわかりやすいように工夫する．300 ml のペットボトルを「日中に 3 本準備しましょう」など．
♪ 電解質がほとんど入っていない飲料（水，お茶，ソフトドリンク）や電解質濃度の低いスポーツドリンクを飲むと，体液が薄くなってしまうので，脱水を起こしている場合は経口補水液を摂取する．コンビニやドラッグストアで購入できる．
♪ 自宅で経口補水液を作る場合は（経口補水液の材料）「砂糖 40 g，食塩 3 g，湯冷まし 1 l，果汁（レモンやグレープフルーツ）」とされる．

対応を怠ると

◆ 低血圧やふらつきで転倒に至ることがある．
◆ 重篤になると痙攣や意識混濁に至り，生死に関わることになる．

ナースよりワンステップ情報

　のどが渇いたからといって急に水を飲むと，体内のミネラルバランスがくずれて体調不良を引き起こすことも．水分補給はあくまで少しずつを基準にしましょう（目安：コップ半分）．いつもより，尿の色が濃く量が少ない場合は，すでに体内の水分不足が起こっています．のどが渇く前からのこまめな水分・塩分補給が，脱水症予防には大切です．水分補給のタイミングは，朝目覚めたとき，朝昼夕の食事中，朝昼夕の食間に1回ずつ，入浴前後，就寝前ですが，最低1,000 mLを目安としたら1回量（100 mL）×10回は必要ですね．嘔吐した場合は，いったん飲食を中止し，1〜2時間後に，水分をスプーン1杯程度から開始してください．その後も15分くらいあけながら，少量を何度もあげるようにしてください．下痢のときは下痢するたびに飲むように勧めてください．ただし，慢性心不全や慢性腎不全の方は，水分制限の有無についての確認が必要ですよ．筆者の経験から，水分をトロミやゼリーにすると，おいしく食べやすいようですね．

参考文献
1) 森田孝子（編）：救急・急変に役立つフィジカルアセスメント．総合医学社，2015

11 熱中症

注意は促しますけど，具体的にはどうすればいいですか？

🔸プロローグ

　毎年，夏になると必ず「熱中症に気をつけて」とテレビでも大きく取り上げられる．私たちが訪問している利用者も同様であるが，高齢者世帯では自己管理が難しくなる．「汗をかいていないから大丈夫」「クーラー嫌いだから，これぐらいの暑さがちょうどいい」「毎年こうしているから」とおっしゃるが，熱中症を防がなければリハどころか，安定した生活もくずれてしまう．夏は「リハ以前に熱中症対策を」ぐらいの気持ちが必要である．

＊熱中症に対するリスク管理が必要な利用者とは
「水分摂取が少ない」「室温が高い」「風通しが悪い」「衣類が厚く熱がこもっている」などの環境にいるケース，特に高齢者においては注意が必要である．

☆できるセラピスト☆の 熱中症の危険性がある利用者へのリスク管理場面

 事例

　80歳代，女性．要介護3．80歳代の夫と二人暮らし．腰椎圧迫骨折後．もともと活動的な方ではなく，近所の美容院に行くぐらいが外出機会であった．退院後は，腰部の痛みが続き，トイレ，入浴，食事時間以外は，ベッドで横になってテレビを見ていることが大半であった．訪問リハの目的は「100メートル先の美容院へ，車いすでもよいので夫の介助で行けるように」であった．腰痛の軽減と下肢筋力・持久力が向上すれば，杖歩行でも可能かもしれない状態であった．目的があったため，リハには積極的であったが，ある暑い日の訪問時，元気がなく「だるい感じがします」という．気のせいか，なんとなく，ぼんやりされている．毎回，室温は高く，スタッフも汗だくで訪問していた．

 ☆できるセラピスト☆のリスクマネジメント

🅐 バイタル測定．
🅑 室温の確認（クーラーの使用の有無や使用時間帯など）．

- ⓒ 衣服の確認.
- ⓓ 熱中症症状の確認（発汗状態，頭痛の有無，皮膚の状態，意識状態など）.
- ⓔ 水分摂取量の確認.

OK! Ⓐ～Ⓔの行動の裏づけ

- Ⓐ 熱中症状態では体温が高くなり，脈拍増加，血圧は低下するが，血液中の水分が減少していると血圧が上昇することがある.
- Ⓑ 熱中症対策には室温28℃，湿度60％を超えないことがよいといわれている.
- Ⓒ 認知症ケースでは，季節に合った衣類が選択できず，厚着や重ね着をしている場合がある.
- Ⓓ 意識障害がある場合は受診が必要であり，誤嚥の危険性があるなら無理に水分摂取はしないほうがよい.
- Ⓔ 一般的に一日1～1.5 l の水分を摂るのがよいといわれている.

YES! ☆できるセラピスト☆の対応

- ♪ 熱中症のリスクがある家への訪問時は，早い時期から，ご本人・ご家族を含め熱中症対策を促す.
- ♪ 電気代の節約のために夜間もクーラーを使用しない人も多いが，天気予報で熱帯夜への注意が呼びかけられていたら，クーラーも使うことを勧める．高齢者はリモコンの操作がわからないこともあるので，一緒に確認する.
- ♪ 汗で衣類が湿っていた際に室温調整する場合，身体を冷やすかもしれないので着替えをすすめる.
- ♪ 意識障害がみられる場合は，救急搬送の対応をとる.
- ♪ 経口補水液の紹介も行うとよい（最近はドラッグストアでも販売している）.

NO! 対応を怠ると

- ◆ 重度になるとショック症状に陥る場合がある.

ナースよりワンステップ情報

　熱中症対策といえば，室内環境の気温や湿度をいつも気にする，扇風機などで室温を適度に下げる，衣服を工夫して暑さを調整，直射日光を避ける，冷却系のアイテムを使うなどでしょうか．それから，熱中症の原因となる脱水症状を早期発見することも重要です．ポイントは脇の下，爪の色，皮膚，舌の色な

どです.脇の下は通常湿っていますが,脱水状態になると乾いてくるので触って確かめてみてくださいね.また指の爪を押した後,色が白色からピンク色に戻るまで3秒以上かかったり,皮膚をつねって,その手を離したときにしわがそのままに残っていたり,口の中をみて舌が白くなっていたり,亀裂があったりしたら,要注意!! そのほか,暑いのに汗をかかない,尿・よだれ・痰の量が減った,食欲が低下した,便秘になったなどがあれば脱水を疑って,こまめに水分補給ができているか確認してください.のどが渇く前に,こまめに摂っていただくことがポイントですね.筆者の経験では,けいれんで搬送されたケースの中には,水ばかり飲んで,塩分補給をしなかった場合に起こる熱けいれんの方もいましたよ.水分補給と合わせて塩分補給も重要ですね.

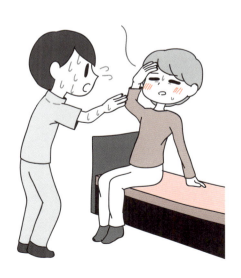

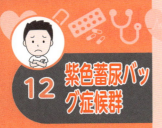

12 紫色蓄尿バッグ症候群

どうしよう．尿が黄色じゃなくて紫色になっている!!

プロローグ

　尿カテーテル留置されている方を担当する際，尿カテーテルを交換したり，溜まった尿を捨てたりするのは訪問リハスタッフの仕事ではないため，尿カテーテルのことは，訪問リハスタッフにとっては，あまり気にならないことかもしれません．せいぜい，体位変換・足の運動・車いす移乗の際などに，カテーテルを引っかけて抜かないように，気をつける程度ではないでしょうか？　しかし，尿カテーテル留置されているケースは「感染症」を起こすことが多く，それを防いだり，兆候を発見したりすることは，私たち訪問リハスタッフにも可能なことです．

＊尿カテーテル留置が必要な利用者とは
　急性期入院ではない，在宅の場合には「前立腺肥大や尿道狭窄などによる慢性尿閉」のような泌尿器系のトラブルだけでなく「終末期ケアでオムツ以外で快適性を求めるとき」「褥瘡など開放創がある場合の治癒を促進するとき」などである．

☆できるセラピスト☆の尿カテーテル留置利用者へのリスク管理場面

事例

　80歳代，女性，2週間前にトイレで転倒し，左大腿骨頸部骨折（ひびが入った程度）．循環器のリスクがあり，骨密度も低く，今回，保存的治療のため自宅退院となった．高齢の夫と二人暮らしであることと，オムツ交換時に骨折部が痛むため，オムツ交換が可能となるまで尿カテーテル留置となった．訪問リハでは安静による廃用予防と，痛みが自制内になった際に通所サービスが再開できることを目的に介入していた．

　ある日，いつもどおり訪問すると，尿収集パック内の尿の色が黄色ではなく，紫色（青色）になっているではないか！　ご本人も夫も不安になっている．

☆できるセラピスト☆のリスクマネジメント

Ⓐ いつから紫色になったのかを確認．

- ❷ 体温測定.
- ❸ カテーテル交換された日にちを確認.
- ❹ 便秘の有無と便秘であれば何日目かを確認.
- ❺ 尿パックは床などに置かれていれば，ベッド柵に吊るすなどして床に設置させないようにする．また，尿が逆流する可能性があるベッド上には置かない．

❶〜❺の行動の裏づけ

- ❶ 紫色蓄尿バッグ症候群（PUBS：Purple Urine Bag Syndrome）の際は尿が紫色や青色になる．

> ＊紫色蓄尿バッグ症候群とは
> 尿路感染や便秘を起こすと，トリプトファン（必須アミノ酸）がインドール（糞臭のある物質）に分解される．インドールは腸管から吸収され，尿中のさまざまな細菌の影響により，青・赤色の色素に変化する．この色素の割合によって尿が藍色，紫色，ピンク色になる．

- ❷ 尿路感染が原因でPUBSを起こしている場合，主に腎臓に細菌が感染するため，発熱などの症状が現れるので，正確な体温測定が必要．
- ❸ カテーテル挿入時の感染リスクも考えられるので，いつカテーテル交換が行われたかを伝える．
- ❹ （❶へ）
- ❺ 尿バッグの排液口が床に接していると，汚染した場合，細菌が逆行して膀胱に達することがある．

☆できるセラピスト☆の対応

- ♪ 水分摂取量の確認を行い，必要なら水分補給を勧める．
- ♪ 便秘を改善するための運動や腹部を温めること，食事のアドバイスなど．
- ♪ 主治医または看護師に報告し，発熱状況によっては受診が必要となる．
- ♪ 受診が必要な場合，受診できる体制を整える．
- ♪ 尿バッグが床に置いてある場合は，床に置かないようにアドバイスする．反対にベッドに置くなど，尿が逆流する高さも不適切ということを伝える．

対応を怠ると

◆ 敗血症になり命に関わることになる.

* 敗血症とは

　尿路感染症から腎盂腎炎を起こし，その場所から血液中に病原体が入り込み，重篤な全身症状を引き起こす．

　悪寒・ふるえを伴う発熱が主要な兆候であり．重症な場合は低体温にもなる．心拍数や呼吸数の増加もみられ，血圧低下，意識障害を起こし，ショック状態となる場合もある．

 ナースよりワンステップ情報

　腸の手術後や長らく寝たきりで留置カテーテルを使用している利用者では，感染症が起こることがあり，日頃から尿の色を観察する習慣を持ちましょう．蓄尿バッグにカバーをかけている方も多いので，のぞき込んでみてください．尿の色に驚いて「なんでこんな色？」なんてびっくりしないように!!　バイタルがいつもと変わりなければ，あわてて受診しなくても大丈夫!!　利用者の蓄尿バッグが膀胱より高い位置にあったり，床に着いていたら，感染防止のためにすぐに直してくださいね．看護師は尿路感染の有無の確認を行い，感染があれば受診を勧めます．紫色蓄尿バッグ症候群を発生させないためにも，便秘改善に必要な運動をお願いします．筆者の経験では，尿取りパットが着色していることもありました．カテーテルを挿入している方だけではないんですね．便秘で細菌が増殖していれば発生しますよ．

参考文献

1) NPO法人 HAICS 研究会 PICS プロジェクト（編）：訪問看護師のための在宅感染予防テキスト．メディカ出版，2008

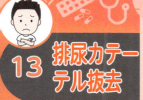

13 排尿カテーテル抜去 かなり引っ張ったけど，抜けていませんか？

プロローグ

　前項でも取り上げた尿カテーテルであるが，訪問リハスタッフは，尿カテーテルの交換を行うことがないため，実際の構造を見た人は少ないであろう．また，あってはならないことであるが，移乗時やベッドでの体位変換時にうっかり引っかけて，抜けそうな力が加わった経験は誰しも1～2回あるのではないだろうか？　抜けていなくても強い引く力が加わったときや，本当に抜けてしまったときに対応方法を知っておく必要がある．

＊尿カテーテル抜去に留意が必要な利用者とは
・認知症のため，カテーテルをいつも不快に感じているケース
・ベッド−車いす間の移乗頻度が多かったり，ベッド上にて体位変換を頻繁に行うケース
・ワーファリンなど抗血液凝固剤を使用しているケース
・稀だが，テープかぶれを回避するために，カテーテルが固定されていないケース

☆できるセラピスト☆の尿カテーテル抜去に留意が必要な利用者へのリスク管理場面

 事例

　70歳代，女性．要介護2．尿道狭窄により2年前より尿カテーテル留置となっている．半年前から脳梗塞により車いす生活．退院時は介助バーを用いて，見守りレベルでベッドと車いす，車いすと排便時のトイレの移乗は可能であった．今回，健側の膝関節に痛みが生じ，介助バーを利用しても立ち上がりや移乗に介助が必要となった．痛み止めを内服，湿布も併用し痛みの軽減を試みている．ある日の訪問時，「便が出そうなのでトイレに連れて行ってほしい」と言われ，少し焦っておられる様子であったので，訪問リハスタッフも急いで車いすへの移乗を介助した．その際に，カテーテルをベッド柵からはずすことを忘れてしまい，車いすへの移乗を終えたとき，管がかなり強く引っ張られた状態になってしまった．ご本人は「大丈夫，早くトイレへ」とおっしゃり，そのままトイレへ直行した．

☆できるセラピスト☆のリスクマネジメント

- Ⓐ 留置カテーテルに限らず，なんらかのラインがある利用者は，体交時，移乗時など，「動く」際には必ずラインの確認をする．
- Ⓑ ワーファリンなど，抗凝固薬の使用を確認しておく．
- Ⓒ 尿パックに蓄尿されている尿の色を確認（ご家族にも，その後の確認を依頼）．
- Ⓓ 固定状態を確認する（尿カテーテルは基本的に大腿にテープで固定されている）．

Ⓐ～Ⓓの行動の裏づけ

- Ⓐ 基本的なことであるが，あわてたり，集中力を欠く状況では確認を怠ることがある．また，いつもは引っかからない状態に管がセットされていても，稀にいつもとは異なる状況に出くわすこともあると考えておく．
- Ⓑ 万が一，抜去された際に，尿道口に傷がついて出血を起こす可能性もある．
- Ⓒ カテーテルによる損傷で出血が起きると，血液が膀胱内の尿に混じる．
- Ⓓ 大腿部で固定されることが基本であるが，なんらかの原因で固定が緩んでいることがあるので，バイタル測定を行う際に，一緒に確認する癖をつけるなどしておくとよい．

☆できるセラピスト☆の対応

- ♪ 完全に抜けてしまったら，訪問看護やかかりつけ医に連絡し指示を仰ぐ．訪問看護を利用していなければ，外来受診となる．

対応を怠ると

- ◆ 引っ張られた際，バルーンが膨らんだままだと尿道に負荷がかかり，痛みや炎症を起こしたり，あるいはバルーンが破損して自然抜去になる．
- ◆ テープかぶれを回避するために，カテーテルが固定されていないケースは，看護師に使用するテープの種類のアドバイスをもらうなどし，訪問リハ介入時だけでも固定するようにする．

ナースよりワンステップ情報

　排尿カテーテルを引っ張った？　と思ったときは，チューブ内を尿が流れているか，恥骨上部を少し圧迫してみてください．流れていれば大丈夫です．ただし，カテーテル周囲の腫れや違和感の有無，カテーテル内またはその周囲の血液付着の有無も一緒に確認してくださいね．また，負荷がかかったことで，バルーン内の滅菌蒸留水が少なくなったり，破損したりすることがあります．この場合，自然抜去や尿漏れのリスクにつながります．破損の有無も含めて，バルーン内の滅菌蒸留水が挿入時と同量であるかを，シリンジで確認する必要がありますので，不安な場合は看護師にご相談ください．

　筆者の経験から，バルーンが膨らんだ状態で抜けていたこともありましたよ．かなり強い負荷がかかったと思われます．日頃から，デバイスがある場合の移動時は，指さし呼称による安全確認をお勧めします．

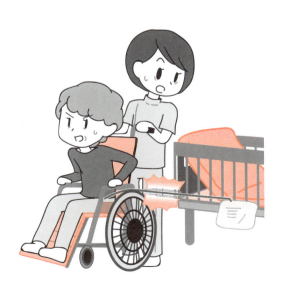

14 尿路感染

尿路感染で入院することは多いのですが，何に気をつければいいですか？

> **プロローグ**

　病院で勤務していた頃は，尿路感染症をあまり耳にしなかった．仮に入院患者としてはおられても，リハの指示が出る対象ではなかったのであろう．しかし，訪問リハに従事してからは，担当利用者が「熱発の原因は尿路感染でした」「尿路感染で入院になりました」ということに出くわすようになった．数日間の入院であるが，高齢者の場合，とたんに廃用を起こしてしまうので，可能な限り入院は防ぎたいものである．

＊尿路感染に対するリスク管理が必要な利用者とは
　紫色蓄尿バッグ症候群の項（34 頁）でも触れているが，尿カテーテル留置の利用者では特に注意が必要であるが，オムツ使用の利用者でも起きるので，排泄機能になんらかのトラブルがある利用者には全ケース，気をつける必要がある．

☆できるセラピスト☆の
尿路感染の危険性がある利用者へのリスク管理場面

事例

　90 歳代，女性．要介護 4．60 歳代の娘夫婦と三人暮らし．主な介護者は娘である．大腿骨頸部骨折後，軽い脳梗塞も起こし，起居移動には介助が必要となっている．娘は腰痛を抱えているが，幸い利用者が小柄で体重も軽い方なので，トイレとオムツをうまく併用しながら，負担が大きくならないように工夫されている．「排泄はトイレで」との希望が強いため，娘は無理のない範囲で対応されている．ある日，バイタル測定を行うと体温が 37.4℃ と高めであった．風邪の症状もなく，ほかに変化はなかった．娘は「おしっこの匂いが少し強くて，色も濃い感じでしたけど，熱には関係ないですね」という．バイタルと尿の状態を主治医に連絡すると「尿路感染かもしれないね」という．

☆できるセラピスト☆のリスクマネジメント

Ⓐ バイタル測定．
Ⓑ 肺音聴診．

Ⓒ 尿の状態や排尿時の変化（痛み，回数，残尿感などを確認）．
Ⓓ 水分摂取量の確認．

Ⓐ～Ⓓ の行動の裏づけ

Ⓐ 医師への報告時の情報となる．
Ⓑ 熱発以外に症状がない場合，肺炎を起こしていることもある（しかし，聴診で判断するのは熟練者でなければ難しい）．
Ⓒ 尿路感染を疑う場合，膀胱炎や尿道炎などの症状は聴取可能である．
Ⓓ 尿路感染を起こすケースは，水分摂取が不十分なことも多い．

☆できるセラピスト☆の対応

♪ 確実なバイタル測定と，得られる情報を主治医へ報告する．
♪ 尿路感染を繰り返さないために，期間限定でも訪問看護による陰部のお手入れの指導などの必要性を，ケアマネジャーに相談してみる．デリケートな内容なので，専門職に介入してもらうほうが，ご家族も安心される場合がある．

対応を怠ると

◆ 尿の情報がなければ，熱発だけの情報となり，場合によっては「様子をみましょう」と判断してしまうかもしれない．尿路感染も悪化すると菌が体内に入り込み，菌血症や敗血症に至ることもある．

ナースよりワンステップ情報

　尿路感染症は，細菌が外尿道口から逆行性に入り込んで発症することが多いです．そのほとんどが，腸内細菌（大腸菌など）によって引き起こされます．特に女性は，男性に比べ尿道が短かく，尿道口が肛門に近いためにかかりやすいといわれています．

　膀胱内の尿には少量の細菌がいるそうですが，排尿することで洗い流しています．排尿を我慢すると，この細菌がどんどん繁殖し，感染症を起こしやすくなります．また摂取水分量が少ないと尿量が減少し，尿道口から侵入する菌を洗い流せない状態になります．

　飲水量を増やし，排尿量を増やすことで，尿路感染の頻度は激減していきますよ．そして，オムツの中は湿気が高く，雑菌が発生しやすい環境になります．清潔に保つことが重要です．留置カテーテルの方は，それだけで感染のリスク

があります．微生物は，カテーテルが挿入されている粘膜のすき間，カテーテルと蓄尿パックの接続部，蓄尿パックの排尿口から侵入してきます．蓄尿パックは，尿が逆流してこない膀胱よりも低い位置に固定してください．固定時は床に着かないよう調整してくださいね．

　筆者の経験から，よく尿路感染症を起こす方がいて，処理の仕方を聞いてみると，排便後，後ろから前へ拭かれていました．これでは大腸菌が尿道口から入っていきますよね．必ず前から後ろへ拭くことを忘れないでくださいね．

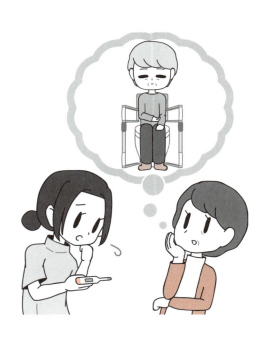

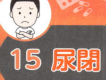

15 尿閉

排尿量が少ないのは水分摂取が少ないから？

プロローグ

　毎回，訪問リハの開始時にバイタル測定と全身状態についてのインタビューを行うが，バイタル測定以外は「何かお変わりありませんか？」という質問程度で終えていないだろうか？　糖尿病なら食事のことや血糖値，また便秘症の方へは排便日などを確認することはあるが，排尿の回数や量を問うことは少ないと思われる．しかしながら，実際に「尿が出にくくなっている」「今朝1回行ったきり尿が出ていない」という訴えがあった場合，訪問リハスタッフはどのように対応できるのであろうか．

＊尿閉を起こす可能性のある利用者とは
　腰椎椎間板ヘルニアによる直腸膀胱障害，前立腺肥大，尿路結石などのケースのほか，抗不安薬，抗うつ薬，パーキンソン病治療薬を服用しているケースである．

☆できるセラピスト☆の尿閉を起こす可能性のある利用者へのリスク管理場面

 事例

　90歳代，女性．左大腿骨頸部骨折後人工骨頭置換術施行．要介護4．長年，抗うつ薬を服用している．回復期病棟退院後，車いすやトイレの移乗の方法手順が，記銘力低下のため覚えられず，実際場面での反復練習を試みるため，訪問リハ開始となった．入院中に比べ記銘力良好で，移乗の手順は早期に覚えることができ，徐々に歩行への意欲も出始めていた．トイレも一人で可能となってきた．ある夏の日，ご家族より「今日は，朝起きてトイレに行ってから，一度も行ってません．失禁しているわけでもないですし．行く回数が減ると，転ぶ可能性もなくなるから安心なんですけど」と報告があった．その日の訪問，午後2時時点での報告だった．

☆できるセラピスト☆のリスクマネジメント

Ⓐ 少しでも排尿していれば回数と量（排尿中の秒数でもよい），また色がわか

ればそちらも確認.
- **B** まったく排尿がなければ，最後の排尿の時間を確認.
- **C** 水分・食事摂取量を確認.
- **D** 下痢の有無，口渇・体温・皮膚の状態などを確認.
- **E** 排尿障害を起こす疾患・内服薬の有無を確認.

🆗 Ⓐ～Ⓔ の行動の裏づけ

ⒶⒷ 受診時の情報提供として重要．脱水の場合，尿が濃くなる．

ⒸⒹ 「❿脱水」の章を参照．高張性脱水では体温が高くなる．

Ⓔ 脱水の疑いが低い場合は，ほかの疾患による可能性もある．すでに腰椎椎間板ヘルニア，前立腺肥大の診断がついており，尿路結石の既往もある場合は，それらの疾患の進行・再発も疑われるため，主治医に現在の排尿状況を報告し，受診の有無も確認する．

抗コリン薬，抗うつ薬，抗不安薬，パーキンソン病治療薬で尿閉が起こることがある．

> ＊排尿障害とは
> 　尿閉とは「尿は生産されているが，正常に尿の排出が行えなくなった状態」「まったく排出できない」ことをいい，無尿や乏尿は「尿が生産されていない状態」をいう．

✅ ☆できるセラピスト☆の対応

♪ 夏場であれば，高齢者の場合，丁寧に脱水の可能性を探る．
♪ 排尿障害を伴う疾患を呈している利用者には，定期的に排尿状況の確認を行い，変化があれば主治医に報告する．
♪ 排尿障害を起こす可能性のある内服薬を理解しておく．

🆖 対応を怠ると

◆ 無尿・乏尿の場合，脱水や腎障害が考えられるので，対応を怠ると重篤な状態に陥る（「❿脱水」の章を参照）
◆ 尿閉の場合，導尿が必要な状況を放置することになり，膀胱に痛みが生じる．
◆ 腰椎椎間板ヘルニアの場合は筋萎縮の進行も伴うこともあるが，わずかな進行は，定期受診では気づかれない場合もあるので，経過をみている訪問リハスタッフからの情報は重要である．

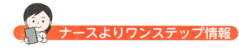 ナースよりワンステップ情報

　「尿が出ない」という訴えには，尿が作られていない（無尿）か，したいけど出ない（尿閉）のどちらかで，その鑑別が臨床的には重要です．尿閉の状態では，通常，500 ml 以上の尿が膀胱内にあると尿意を訴え，下腹部の膨隆や緊満を認めます．女性では神経因性膀胱，若年者の場合は神経疾患によることも多いです．尿閉を誘発しやすい薬物もありますよ．中には水分不足により，尿量が減少していることを「尿が出ない」と表現されているかもしれません．きちんと聴きとることが重要ですね．

　筆者の経験から，尿閉は前立腺肥大症の人に多かったです．導尿してみたら 1,000 ml に及ぶことがありました．下腹部の膨隆や緊満がないか，みてあげてください．手で圧迫すると痛みを感じることが多いですよ．いずれにしても，尿閉も無尿も早目の受診が必要です．

参考文献
1) 特集　「脳」から起こる症状・徴候見抜き方ガイド．エキスパートナース（増刊），2016 年 5 月号

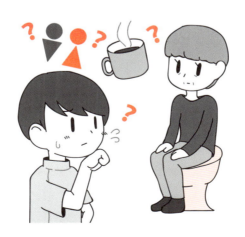

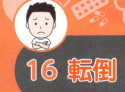

16 転倒

X線では異常なかったのに，やっぱり折れている!!

プロローグ

　入院・施設・在宅とどの領域においても，優先順位が高く取り上げられるリスク管理の一つが「転倒（転落）予防」であろう．しかし，どんなに万全な予防対策をとっていても，完全に防ぐことはできない．訪問業務においても「昨日，尻もちをついてしまいました」「椅子からずり落ちてしまいました」など，訪問直前の転倒（転落）についての報告を受けることも，一度は経験するであろう．自分の訪問直前に起きた転倒（転落）に対して，適切に対応することも，私たちに求められるリスク管理である．

＊転倒（転落）直後にリスク管理が必要な利用者とは
　転倒（転落）したが，受診せずにそのまま在宅で過ごしている場合，受診の必要性の有無を判断する必要性がある．また，すでに受診を終えていても，今から受診をするにしても，受診後もしばらくは用心することが必要である（頭部の打撲に関しては「⓱転倒頭部打撲」を参照）

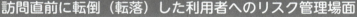
☆できるセラピスト☆の
訪問直前に転倒（転落）した利用者へのリスク管理場面

事例

　60歳代．男性．糖尿病による末梢循環障害により左ショパール切断．骨粗鬆症も合併している．今回，脳梗塞により右上下肢の軽度運動麻痺となる．屋内は段差もないため，まずは4点歩行器を使用して屋内移動自立を目標に訪問リハを導入．早期に4点歩行器での移動が安定し，4点杖の挑戦を検討していたある日，いつものように訪問すると「午前中に，伝い歩きでトイレに行こうとして転倒．右股関節を床にぶつけてしまいました．妻に手伝ってもらって，なんとか立てました」と報告を受ける．

☆できるセラピスト☆のリスクマネジメント

Ⓐ 腫れはないか？　圧痛が強い部分がないか？　他動的に（ゆっくり）動かしたときの痛みはないか？　打撲した箇所より以遠（今回は膝部分）でトント

ンと叩くと打った箇所に痛みが出るか？　などを確認．
- **B** 骨折の可能性も否定できないので，受診を勧める．
- **C** ご本人とご家族による状況説明では，不十分と予測される場合は，訪問リハスタッフが経過を記録し，診察時に提出するなどの支援も必要．
- **D** 受診前も含め，受診後も「異常なし」と言われても，急に痛みが強くならないか，気をつけるようお伝えする．

OK! A〜D の行動の裏づけ

- **A** まず，在宅でできる骨折の確認作業である．どれも愛護的に慎重に行う．
- **B** 骨粗鬆症であるため，骨折する可能性が高く，早期の診断によりさらなる転倒（転落）リスクが軽減できる（健側下肢もショパール切断であるため，十分な支持性は得られない）
- **C** いつものかかりつけの医療機関ではない場合，十分な問診が行われなければ，合併症などが見落とされることがあったり，転倒（転落）の経緯も聞いてもらえない可能性もあるため，訪問リハスタッフから，それらが医師に伝わるように，箇条書きでよいのでメモを手渡しておくと，ご本人・ご家族も安心し，医療機関側も確実な情報を得られることになる．
- **D** X線で「異状なし」となっても，帰宅後，負荷がかかって亀裂が発生したり，X線の角度が悪く亀裂が確認できないということも稀にあるため，しばらく痛みの変化に気をつけるよう，促しておくほうがよい．

YES! ☆できるセラピスト☆の対応

- ♪ 利用者が転倒（転落）した際の骨折の有無を確かめる方法を知っている．
- ♪ 利用者・ご家族に必要以上の不安を与えないように留意しつつ，受診の必要性を説明できる．
- ♪ 受診に同行しない場合は，確実な情報が医療機関に伝わるよう，速やかに情報を収集し，まとめ作業ができる．
- ♪ 転倒（転落）後，訪問がしばらくないスケジュールの場合，電話連絡や訪問途中に立ち寄るなど気にかけるようにする．

NO! 対応を怠ると

- ◆ ご本人もご家族もX線で「折れていない」と診断された後に亀裂が発生した場合，痛いのは「打ったからだろう」と思い込み，さらに痛いまま，ご家族に介助を得ながら過ごされると，痛みが軽減しないことへの不安やご家族の

身体的ストレスが続くことになる．高齢者世帯では動きが制限され，数日，寝たきりになることで廃用が起きてしまう可能性もある．

 ナースよりワンステップ情報

　捻挫や打撲は，日増しに局部の痛みや皮下出血などの症状は緩和されていきます．しかし，骨折は一般的には激痛を伴い，数時間のうちに患部周辺が強く腫れあがってきます．また，折れた骨が周囲の組織を傷つけるために，骨や周辺組織からの出血が2～3日で広がり，皮下出血は著明となります．中でも，剝離骨折や亀裂が入った程度の骨折で，ズレもなく軽微な場合は，痛みが強くないために自宅で様子を見ていると，時間とともに重力で血液が下がるために，末梢や骨折部位よりも下に皮下出血が出現することがあります．このような場合には，骨折の可能性があるので受診を勧めましょう．筆者の経験では，救急にてX線に異常がなくかえされた方が，症状が増してきたために再受診された結果，骨に小さなひびが入っていたケースもありましたよ．症状が変わらない，もしくは増強するようでしたら，速やかに受診を勧めてくださいね．

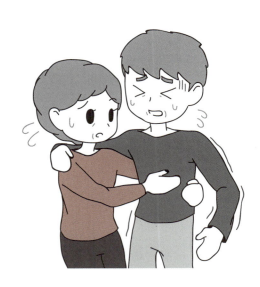

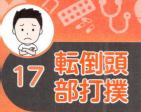

17 転倒頭部打撲

「転んで,頭打ったけど大丈夫です」.本当に大丈夫?

プロローグ

 転倒(転落)による骨折は比較的容易にかつ早く判明するが,「頭を打ちました」と報告を受けた際に,本当に大丈夫なのか? そうではないのか? の判断は,明らかに意識レベルが低下しているなどの変化がない限り難しい.ましてご本人が「大丈夫です.何も変わりないです」と訴えればなおさらである.このような状況のとき,訪問しているリハスタッフも「大丈夫ですね」という対応でよいのであろうか?

* 頭部打撲後も「大丈夫,変わりない」という利用者とは
 頭部打撲後,意識障害,気分不良,痛み,麻痺など特に転倒(転落)前と変わりなく,ご本人が言うように「変わりない」のである.しかし,このような利用者においては,このあと1~3カ月間は関わるサービス提供者やご家族が慎重に見守る必要がある.

☆できるセラピスト☆の
頭部打撲後「変わりないです」と言う利用者へのリスク管理場面

 事例

 90歳,女性.要介護3.イレウスにより1週間入院.入院前より,寝室からトイレまで,ゆっくりとした伝い歩きでの移動であり,転倒(転落)のリスクもあった.高齢であるため,1週間の入院で廃用を起こし,起き上がりに介助を要し,トイレには行けなくなった.ご家族も高齢であるため,起き上がり~車いすの移乗など介助は負担で,「元気にまた歩けるまでは」という条件でオムツでの排泄となった.ご本人のトイレでの排泄希望は強く,訪問リハにて,懸命に排泄動作訓練に取り組まれた.伝い歩き,見守りでトイレに行く練習を始めた頃,「一人で行ける」と思い,結果,転倒されてしまう.ご本人より「後ろ向けに転んで頭を打った.でも,なんともないよ」と報告あり.2週間後,嘔吐が2回続き,近医にご家族の判断で受診.胃腸炎と診断され帰宅するも意識状態が悪化し,救急搬送となる.

☆できるセラピスト☆のリスクマネジメント

- Ⓐ 転倒後の意識障害，気分不良，痛み，麻痺の有無の確認．
- Ⓑ サービス提供関係者間で，転倒し頭部打撲があったことの情報共有．
- Ⓒ ご家族，サービス提供関係者間で今後，出現する可能性がある症状の情報共有．
- Ⓓ 主治医に経過報告．
- Ⓔ 1〜3カ月以内に，いつもと異なる医療機関を受診される際には，頭部打撲をしていることが伝わるように，持参していただく記録を作成．

Ⓐ〜Ⓔの行動の裏づけ

- Ⓐ 受診の緊急性を確認する．可能であれば受診していただく．
- ⒷⒸ 1〜3カ月間の間に，慢性硬膜下血腫の出現があり得るかもしれないため，サービス提供者全員で経過を見守るように意識する．
- Ⓓ 特に変わりがない場合，定期受診時にご本人は主治医に報告されない場合があるので，定期受診する主治医には確実に情報を送る．
- Ⓔ ちょっとした風邪症状などは，定期受診していない近医に行くこともあるので，1〜3カ月以内の受診時には他院医師にも伝わるように工夫する．

> *慢性硬膜下血腫とは
> 頭部打撲後，数週間〜3カ月以内に頭蓋骨の内側にある硬膜とくも膜の間の硬膜下腔に血液が貯留し，脳を圧迫するため，頭痛，嘔吐，手足のしびれ，麻痺（つまづく程度の麻痺も含む），見当識障害（ぼんやりする程度も含む）などが出現する．発見が遅れると，重篤な状態に陥ることもある．多くの場合は，穿頭血腫ドレナージ術が行われる．

☆できるセラピスト☆の対応

- ♪ 硬膜下血腫を知っている方は少なく，ご本人・ご家族への丁寧な説明が必要である．訪問サービスを利用しない日もある場合，ご家族による症状発見も重要になってくる．
- ♪ サービス提供者間での十分な情報共有も必要．職種よっては硬膜下血腫についての理解が十分でないこともあるので，出現する症状についても情報提供を行う．
- ♪ 主治医には定期的な報告を行う．

対応を怠ると

◆ 訪問している真っ最中に症状が出現するという可能性は少ないため，関係者に十分な情報提供が行われていないと，症状が見過ごされたり，ほかの疾患に関連づけられるなど，適切な処置が行われず重篤な状態に陥ることがある．

ナースよりワンステップ情報

　頭部打撲の程度にもよりますが，利用者が転倒し，頭や首に強く衝撃が加わった場合は，医師が判断するまで，基本的には頸部を保護し，頭部や体幹を動かしてはいけません．小さな腫脹程度で，意識レベルクリア・嘔気・嘔吐・めまい・頭痛などの症状がなければ，経過観察でよいと思われます．上記症状に加え，どことなく活気がなく傾眠となったり，食事が入らなくなったりした場合，脳震盪を起こして脳がダメージを受けているかもしれません．早目に脳神経外科の受診を勧めましょう．また，打撲後に頭の中でじわじわ出血が続いている場合があり，そのようなときは遅れて症状が出てきます．48時間（2日間）は注意して様子を見てください．筆者の経験から，頭部を打って3カ月してから症状が現われ，救急受診されたケースがありましたよ．日頃から情報の共有と観察は重要ですね．

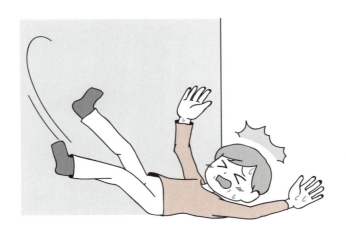

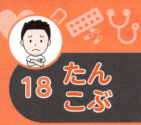

18 たんこぶ

「数日で治るから大丈夫ですよ」で大丈夫？

プロローグ

　私たちの日常生活においても，頭を何かにぶつけたときに「たんこぶ」ができることがあり，数日すれば，いつの間にか治っているという経験は，誰もが一度はしたことがある．大事に至る経験をした人もめったにいないだろうから，たんこぶについて，深く考えたことはないのが現状ではなかろうか？　同じようなことが利用者で起きたとき，やはり「数日で治るから大丈夫ですよ」の対応でよいのだろうか？

＊「たんこぶ」がある利用者とは
　頭を何かにぶつけたり，何かが頭に当たってこぶ状のものができたとき，一般的に「たんこぶができた」とおっしゃることが多い．日常生活ではせいぜい，冷やすなどの処置をされる程度で「頭を打ったら，こぶができるほうが，安心なんだよ」などと言って，安心されている場合もある．

☆できるセラピスト☆の「たんこぶ」ができている利用者へのリスク管理場面

事例

　50歳代．女性．要支援2．軽い脳梗塞により右上下肢に運動麻痺がある．箸や包丁の操作が困難となり，回復期病棟で何度も調理実習を行い，簡単な食事は作れるようになったが，まだまだ病前と同じレパートリーには至らないため，引き続き，訪問リハで手指の巧緻性訓練と，実際の調理場面においての練習と調理の工夫を行っていた．徐々にほかの家事動作もできるようになった．ある日訪問すると，その日の午前中，下駄箱の掃除をしようと，玄関の上がり框の上から，上り框下にある下駄箱に手を伸ばして扉を開けた瞬間，バランスをくずして，上がり框下に転落．転倒はしなかったが，額を下駄箱に強く打ちつけてしまい，その後，たんこぶができてしまったと話された．

☆できるセラピスト☆のリスクマネジメント

Ⓐ 意識状態や気分不良など，いつもと違う症状の有無の確認．

- **B** バイタルがいつもと変わらないか確認．
- **C** 何か手当てをされたのか確認．
- **D** 今日はリハをお休みにすることの説明．
- **E** 今後，同じことが起こらないように転落現場での動作確認．

A〜E の行動の裏づけ

- **A** 衝撃の強さによっては，頭蓋内で出血を起こしている可能性もあるので，慎重に症状の確認をする．
- **B** 打撲直後で驚いて，一時的にバイタルが高くなることもあるので，安静・安心を促して再測する．
- **C** 冷やすことを勧める．
- **D** 安静を促すためにも本日のリハを中止とする．
- **E** リハメニューへの追加も検討しなければならない動作であれば，今後，検討する．また，次回でかまわない動作であれば次回に確認する．それまでは，同じ動作をされないようにお願いする．日常的に必要な動作であれば，環境を変えたり，ご家族にお願いするなど代償方法を考える．

> ＊たんこぶ（頭皮下血腫）とは
> たんこぶは正式な医学用語では頭皮下血腫という．頭皮と頭蓋骨の間の血管の出血であり，成分は血液とリンパ液である．一般的には冷やして様子を見ることが多いが，受診が必要となる場合もある．本当は軽く見てはいけない状態である．

☆できるセラピスト☆の対応

- ♪ たかが「たんこぶ」と判断せず，全身状態の変化を確認する．
- ♪ 冷やすなどの処置を行う．
- ♪ 転倒（転落）などが原因の場合，同じことが起きないように動作・環境などを調整する．

対応を怠ると

◆ ご本人も「たかが，たんこぶ」と思われていることもあるので，訪問リハスタッフが慎重に症状の確認をしなければ，少しの変化も「すぐ治まるはず」などと判断される可能性もある．また，「冷やす」「安静にする」などの対応も知らずに，過ごされてしまうかもしれない．

ナースよりワンステップ情報

　たんこぶは頭の中で内出血が起きていますが，基本的には手足の打撲と変わりません．これを冷やすことによって，血管が収縮され症状が悪化するのを防いでくれます．逆に温めてしまうと血管が膨張してしまい，症状が悪化することになるので，入浴は避けて，シャワーを軽く浴びる程度にとどめておくことが望ましいです．たんこぶをもむようなことは決してやってはいけません．できれば6時間は安静にしたほうがいいですよ．通常は特に治療の必要もなく，ほとんどのたんこぶは，数日～2週間ほどで消失します．また，頭皮は血管が多いため，破れて出血するとしばしば多量の出血となります．筆者の経験から，脳神経外科で血腫を抜き，血がたまらないようにする処置が必要になったケースがありましたよ．一応，受診を勧めたほうが安心ですね．

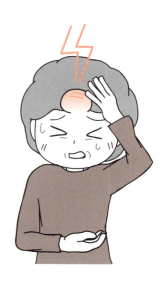

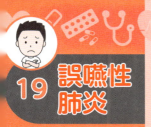

19 誤嚥性肺炎

ムセがなくても誤嚥性肺炎に！

プロローグ

　脳梗塞やパーキンソン病など嚥下障害の原因となる疾患がなくても，特に高齢者において，誤嚥性肺炎での入院に至るケースは多い．セラピストも，担当利用者の食事においてムセや誤嚥がないことは，常に把握しているはずであるが，時に誤嚥性肺炎で入院に至るケースに出会うことがある．「ムセや誤嚥もなかったのに」「入院の前日に訪問したが熱はなかったのに」ではなく，誤嚥性肺炎のリスク管理や原因となる状況を知り，予防に努めてほしい．

＊誤嚥性肺炎を起こしやすい利用者とは
・高齢者
・糖尿病，心不全，COPD（慢性閉塞性肺疾患），慢性腎不全，肝硬変などの持病がある人
・喫煙者や多量飲酒者，アルコール依存症の人
・ステロイド薬や免疫抑制薬など，免疫の働きを抑える薬を服用している人
・口腔内が清潔に保てていない人，歯磨きが不十分な人
・乳幼児

☆できるセラピスト☆の誤嚥性肺炎を起こす可能性がある利用者へのリスク管理場面

 事 例

　80歳代，女性．要介護4．腰椎圧迫骨折後，長時間の座位をとると腰痛が増強するため，臥床時間が長くなっている．また，座る前から痛いときは，食事もベッド上で召し上がっている状況であった．ある日，ご家族より「誤嚥性肺炎で入院しました」と連絡が入った．食事中，むせるということは聞いたことがなく，入院の2日前に訪問したときも，体温はいつもと変わりはなかった．

 ☆できるセラピスト☆のリスクマネジメント

Ⓐ 食後の口腔ケアの状況を知っておく．
Ⓑ 口腔内の観察を時々する．

ⓒ 口腔体操を時々行ってみる（舌，口唇，口輪筋の動きの確認）．

Ⓐ～ⓒ の行動の裏づけ

Ⓐ ベッド上で食事を行っていたり，車いす利用のため，洗面台が使用できにくい状況の利用者に関しては，食後に十分な口腔ケアが行えていないことがある．

Ⓑ 食後に歯磨きを行っていても，不十分なブラッシングでは衛生的であるとはいえず，溜まった歯垢は肺炎の感染源となる細菌を含んでおり，唾液と混じり，ムセがなくても気管に入り，誤嚥性肺炎を誘発することがある．

ⓒ 高齢になると，ご家族が「やわらかいもの」「飲み込みやすいもの」と気を遣い，いつの間にか，同じような形態の食事になってしまい，必然的に使う口腔機能（口唇の動きや舌の動き）も限られてしまい，使わない機能は廃用となる．摂食嚥下障害を起こすような既往がなくても，それらの動きが低下していることがあり，定期的に確認する習慣を持つとよい．

> ＊誤嚥性肺炎とは
> 　平成 27 年度の人口動態統計（厚生労働省）の主な死因順位別死亡数・死亡率の割合において，肺炎は悪性新生物・心疾患についで 3 番目に多く，全体の 9.7％を占め，肺炎で亡くなる方の多くが 65 歳以上である．また高齢者の死亡原因において，肺炎は 65 歳以上で 4 位に，95 歳以上では 3 位となっており，誤嚥性肺炎も多く含む．食事を誤嚥するだけでなく，胃ろう造設ケースで液体の栄養剤が逆流して誤嚥を起こすこともある．
> ＊不顕性誤嚥（ムセのない誤嚥）とは
> 　嚥下反射が弱っていたり，消失している場合はムセがないため，誤嚥に気づかずに食事を続けてしまったり，唾液などの誤嚥に気づかない場合がある．

☆できるセラピスト☆の対応

♪口腔ケアの確認（器質的口腔ケア）．

　義歯の手入れ，歯のブラッシング，舌のケアが行われているかを確認し，その重要性の説明と，必要に応じて一緒にレクチャーを行う．

♪口腔体操の指導（機能的口腔ケア）．

　身近に手に入るパンフレットに載っている口腔体操などを，日常的に行えるようにアドバイス（昼食前に行うなど）するが，どうしても定着しないときは，訪問リハプログラムに追加するなどで対応する．

🔴 対応を怠ると

◆ 明らかなムセがないケースは，徐々に嚥下機能が低下していても，トラブルが起きてはじめて気づくことが多い．高齢者の肺炎は，重篤な状態をもたらす可能性が大きいということを忘れてはならない．

🔴 ナースよりワンステップ情報

　誤嚥性肺炎は，飲食物が誤って気道へ入ってしまい発生する！とだけ認識していませんか？　高齢者においては，特に睡眠時など，知らない間に唾液を誤嚥してしまっているケースも少なくありません．成人の口腔内は，300〜700種類の細菌が生息しているといわれますが，歯垢や歯石，舌苔などで汚れていると，この細菌が増殖してしまいます．特に経管栄養中は口で咀嚼をしないために，唾液の分泌が減って自浄作用が低下し，汚れがつきやすい状態になっていますよ．経管栄養の方の口腔ケアは栄養前か空腹時に行ってくださいね．刺激による嘔吐や嘔吐物の誤嚥を避けるために，栄養注入直後は避けましょう．合わせて，手洗いも忘れずに‼　筆者の経験から，介護施設では，歯科衛生士さんが口腔ケアを指導するようになってから，誤嚥性肺炎で入院するケースが減りましたよ．

参考文献
1）特集　誤嚥性肺炎/「危ういケア」の見直し方/多職種で作って活かすケアプラン．高齢者安心安全ケア　実践と記録，2013年9-10月号

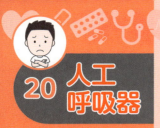

20 人工呼吸器　アラームってめったに鳴らないと思っていて大丈夫？

プロローグ

　神経難病疾患のケースで，人工呼吸器を装着されている場合にも訪問することは，ごく日常になってきている．しかし，誰もが「もしアラームが鳴ったらどうしたらいいのだろう？」という，不安を抱えながら訪問してはいないだろうか？　一方「アラームはめったに鳴りませんよね」とも思ってはいないだろうか？　トラブルを知らせるためにアラームが鳴るのであるから，私たちが訪問したときにも，鳴る可能性はある．まずは，私たちで「対応できること」「できないこと→報告すべきこと」を知ることであろう．

＊人工呼吸器のアラームが鳴る状態の利用者とは
　（詳細は成書で十分に理解いただきたいが，ここでは，そのきっかけや導入になるようなわかりやすいパターンを紹介する．よって，これがすべてではないということをご理解いただきたい）
　アラームの種類は多くあるが，文献によって，よく鳴るアラームの種類は「2つ」「3つ」だったり「8つ」だったりする．今回は3つを取り上げるが，いずれも利用者ご本人か，人工呼吸器どちらかにトラブルが生じている場合である．

☆できるセラピスト☆の　アラームが鳴る場合の利用者へのリスク管理場面

 事例

　50歳，女性．ALS．要介護5．右示指のわずかな動きでセンサースイッチを操作して，意思伝達装置を操作している．人工呼吸器を装着して2年が経過している．今まで，人工呼吸器においてトラブルは発生していない．訪問リハスタッフも，訪問リハサービス開始時には，人工呼吸器の取り扱い方について業者から説明を受けているが，現在まで，アラームが鳴る場面に遭遇したことはない．しかし，本日，訪問すると，アラームが鳴っている．ご本人はアラームに驚いている様子も，息苦しさなどの表情もみられないが，訪問リハスタッフは初めてのことにあわてる．

☆できるセラピスト☆のリスクマネジメント

- **A** 利用者の呼吸状態を確認．
- **B** アラーム消去してもメモリされる機種か確認しておく．
- **C** アラームの表示を確認（確認後，アラームを停止）．
- **D** アラームの表示から対応できることを抽出．
- **E** 対応できない場合は訪問看護や医師に連絡．

A〜Eの行動の裏づけ

- **A** 今回は利用者の表情に変化がないようだが，いつもの呼吸数や胸部の動きと比べ，変化がないかを確認．
- **BC** あわててアラームを消すと表示も消える機種の場合，注意が必要．
- **D** 訪問リハスタッフができることは「リークや回路のはずれの発見」「回路の折れの発見」「痰貯留によるバッキング時の吸引」「電源の確認」など．
    - ・リークや回路のはずれがあると→換気量低下アラーム
    - ・回路の折れや痰貯留があると→気道内圧上限アラーム
    - ・電源が正しく接続されていないと→電源異常アラーム
- **E** **D**以外のこと（設定の変更など）は，訪問リハスタッフでは対応できず，訪問看護や医師に連絡するが，**A**〜**D**の状況に対応できることは必要．

＊リーク，バッキングとは
　人工呼吸器を扱うようになってはじめて，耳にする人も多いと思われる．「リーク」とは回路の破損・接続部の緩みによる空気の漏れ，「バッキング」とは痰などによる咳込み，合わせてよく耳にする「ファイティング」とは，自発呼吸と人工呼吸器が合わずに起こる咳き込みのことである．

☆できるセラピスト☆の対応

- ♪ 初めて人工呼吸器管理下の利用者を担当するときは，医療機器取り扱い業者から説明（最近は在宅スタッフ向けにアラームごとの原因・対応一覧表を作っている業者もある）を受け，医師・看護師との連絡体制も確認する．
- ♪ アンビューバッグの取り扱いもできること．
- ♪ 吸引の実技を行っておくこと．所属医療機関での研修や，訪問看護師からのレクチャーなどを受けるほか，各職能団体が示すマニュアルを確認すること．

対応を怠ると

◆ あえて説明する内容ではないが，訪問リハスタッフによるリスク回避が可能な状況であったのにもかかわらず，重篤な事態を招く結果になる．

ナースよりワンステップ情報

　異常時の対応（トラブルシューティング）は，利用者・ご家族，医師，訪問看護師，医療機器供給会社との間で，事前に取り決めが整備されているはずです．発生時に大事なことは，利用者の呼吸を確保しながら，トラブルシューティングを行うことです．アラームが鳴ったときには，必ず原因を突き止めてから解除してくださいね．また，吸引操作を行うときには，人工呼吸器と気管カニューレの接続部を一時的に外すことから，気道内圧の低下を示すアラームが鳴ります．アラームが鳴ってもあわてずに，適切な吸引を行うことが重要です．筆者の経験から，新しい人工呼吸器が導入されたときは，慣れるまでは不安でしたよ．一度マスターしてしまえば，どんな場面でも恐れることはありません！　扱うたびにドキドキ…なんてことがないように，緊急時でも冷静に対処できるように，使用されている人工呼吸器に興味を持って，日頃から学習しておくとよいですよ．

参考文献
1) 特集　人口呼吸ケア1年目の見どころ・おさえどころ．呼吸器ケア，2016年4月号
2) 特集　4つの"必ずおさえる技術"をピックアップ　人工呼吸管理・急変対応・ドレーン管理・心電図対応．月刊ナーシング，2016年4月号

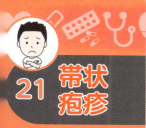

21 帯状疱疹

入院リハでは聞いたことがない．それはうつるの？

プロローグ

　回復期病棟で働いていたときに，リハの指示が出る患者の中に「帯状疱疹」の患者を担当した記憶がない．訪問リハに携わっていると，「帯状疱疹だからお休みにしてください」「帯状疱疹後ですが，訪問リハは入っていただいて大丈夫です」と連絡がある．帯状疱疹について調べると，必ず「うつる」「うつらない」にたどりつく．帯状疱疹についての正しい知識を備えて，訪問リハサービスに従事する必要がある．

＊帯状疱疹にかかりやすい利用者とは
　帯状疱疹は高齢者に限らず，健康な成人においても「免疫力が低下したとき」「ストレスが溜まったとき」にかかりやすいといわれているが，セラピストが対象としている利用者は，どちらかの条件を備えていることが健常人に比べ多いと考えられ，罹患する可能性が高いと思われる．「免疫力低下」「ストレス」に対しては，帯状疱疹予防のためだけに配慮するのではなく，日常的にそれらを起こさないことが求められる．

☆できるセラピスト☆の帯状疱疹罹患利用者へのリスク管理場面

 事 例

　50歳代，女性．ALS．要介護5．3年前に発症し，現在，人工呼吸器装着，意思伝達装置を操作するピエゾスイッチを右こめかみに装着．ほかの部位の動きはなく，唯一操作できる方法である．いつも穏やかな彼女であるが，子どもの進学のことや，夫の体調不良が続き，最近は表情もさえない日々が続いていた．訪問を翌日に控えたある日，訪問看護師から電話にて「○○さんですが，右胸から脇にかけて帯状疱疹ができてしまいましたが，手足の運動なら痛みは出ないので，いつもどおり，訪問しても大丈夫ですよ」と報告があった．本当に，「いつもどおり」で大丈夫なのだろうか？

☆できるセラピスト☆のリスクマネジメント

Ⓐ 訪問するスタッフがスタッフ自身の水疱瘡の罹患経験があるかどうかを確認．

- Ⓑ 訪問するスタッフが妊娠していないか確認（妊娠の有無を確認するのに気遣いが必要な場合は，利用者が帯状疱疹に罹患しており，水疱瘡の経験がない成人にもうつることがあるとスタッフに説明する）．
- Ⓒ 利用者のご家族の水疱瘡罹患の経験を確認．
- Ⓓ ご本人の最近の精神的なストレスや不眠の有無などを確認．

OK! Ⓐ〜Ⓓの行動の裏づけ

- Ⓐ 子どもの頃に水疱瘡にかかっていない人にはうつる可能性がある．成人がかかると高熱が出たり重症化することがある．
- Ⓑ 妊婦がかかると胎児にうつり，先天性水痘症候群を発することがある．
- Ⓒ 利用者のご家族も，同様に水疱瘡の経験がない人にはうつる可能性がある．
- Ⓓ 帯状疱疹は高齢者だけでなく，細胞性免疫が低下した方や疲労やストレスが溜まったときに発症しやすいといわれている．

> ＊帯状疱疹とは
> 　水痘・帯状疱疹ウイルスによる感染症である．子どもの頃に水痘にかかっても，神経節内に潜伏していたウイルスによって発症することがある．皮膚に水泡を作り，その水泡内にウイルスが存在する．患部は軽度なものから激痛までさまざまであるが，中には疼痛が慢性化するものがあり帯状疱疹後神経痛といわれる．

YES! ☆できるセラピスト☆の対応

- ♪ 日頃から訪問スタッフの水疱瘡の罹患経験を確認しておく．妊娠の可能性があるスタッフの訪問は避け，代行できる体制を作っておく（水疱瘡に限らず，ほかの感染症に対しても同様）．
- ♪ ご本人に対しては帯状疱疹のためだけに限らず，日頃からストレスを溜めないよう，心配ごとが続くようなときは，意思伝達装置を通じて傾聴するように努める．
- ♪ もし，訪問担当者が妊娠の可能性があるスタッフであった場合，事情を丁寧に説明し，一時的な担当者交代に対し，利用者に精神的な負担をかけないよう配慮する．

NO! 対応を怠ると

- ◆ 感染者が成人や妊婦の場合は重症化したり，胎児にうつることがある．
- ◆ 他者へ感染した場合，利用者ご本人へ精神的負担がかかる．

ナースよりワンステップ情報

　帯状疱疹は，5歳までに約80％の子どもがかかるといわれる水疱瘡と同じウイルスで，最初は水疱瘡として感染します．一度水疱瘡にかかった経験のある人は，ウイルスが体の中で眠っているだけなので，私たちはすでに帯状疱疹に感染している状態なのです．ただ活発化したウイルスが目覚め，発症するかどうかが問題です．参考までに，子どものときにかかっておくべき病気は，水疱瘡のほかに，流行性耳下腺炎（おたふく風邪），麻疹（はしか），手足口病などがあります．予防接種は任意だったこともあり，接種しなかった（免疫がない）成人が罹患した場合は，合併症の併発率がそれなりに高く，重篤になるケースもありますよ．妊婦が罹患すると流産となることも !!　子どもの頃に発病しなかった，あるいは予防接種を受けなかった皆さん !!　知っておいてくださいね．

　筆者の経験では，帯状疱疹はうつらないと言われていますが，成人が水疱瘡を発症して，隔離入院したケースはありましたよ．子どもの頃に水疱瘡に罹患していなければ要注意ですね．

参考文献
1) 公益社団法人日本皮膚科学会 HP．皮膚科 Q&A「ヘルペスと帯状疱疹」https://www.dermatol.or.jp/qa/qa5/q11.html（2017年1月閲覧）

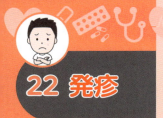

22 発疹

たぶん，じんましん？　家でも疥癬になる？　どうやって見分けるの？

> **プロローグ**
>
> 私たちの日常生活においても，突然，発赤が出現し，適当な軟膏剤などを塗って様子をみれば，翌日には治っているということがあるため，皮膚の発赤に関しては，あまり重要視していないことはないだろうか？　発疹もさまざまな種類があり，対応を誤れば，感染を起こした場合は他者に拡散するので要注意である．

> ＊そもそも発疹という言葉は？
>
> 　発疹，湿疹，じんましん．医療専門職でありながら，これらの違いがわからず，混同して用いたり，適当に用いていることが多い．「発疹」とは皮膚の症状や変化の全般をあらわす言葉として用いられる．「湿疹」は数時間，金属，下着，石鹸など肌に触れるものが原因で現れ，数日続いたり悪化することもあり，その発疹は赤くブツブツで水泡を伴う．「じんましん」は青魚などの食べものや漆などの植物に反応して現れ，数時間で消えることが多く，また抗生物質，解熱鎮痛剤など薬剤性のじんましんは，重篤化することがあるので注意が必要である．膨らんだ発疹を伴う．

☆できるセラピスト☆の 受診が必要な発疹が起きている利用者へのリスク管理場面

事例

　70歳代．男性．要介護5．脳梗塞後，食事のみ自立しているが，起き上がり〜移乗，そのほかの身の回り動作すべてに介助が必要である．ご家族の「家で一緒に過ごしたい」「食事も入浴もベッドから離床させてあげたい」の希望で自宅退院された．訪問リハでは，小柄な妻の介助量軽減を目標に，起居移乗動作向上を目的に介入．週3回は妻の休息目的でデイサービスを利用．ある日，妻より「手の甲の指の間に湿疹ができているんだけど，様子見ていて大丈夫ね」と報告があった．かゆみがあるようで，健側の手は麻痺側の手ではかけないので，洋服にこすりつけたりしている．

☆できるセラピスト☆のリスクマネジメント

- **A** いつから発疹ができているのか確認.
- **B** 何かいつもと変わったものを食べていないか,内服していないか確認.
- **C** いつもと違う保湿軟膏剤などを使っていないか確認.
- **D** 発赤の症状を目視にて確認(了承が得られれば,画像として記録する).
- **E** ほかのサービスの日程を確認.

A〜E の行動の裏づけ

- **A** 数日経っているなら,じんましんの可能性が低くなる.
- **B** アレルギー性のじんましんの可能性を探る.
- **C** 湿疹の可能性を探る.
- **D** 発疹の種類を見分けることは困難でも,医師への報告時の情報として重要.
- **E** 疥癬など,感染の可能性がある場合は,ほかのサービスへの連絡が必要.

> *疥癬とは
> 病院勤務時は,稀に疥癬対応が必要なことを経験した人も多いと思うが,在宅でも疥癬に出くわすことがある.訪問リハ利用者は通所サービスや訪問介護など,人を介して拡散させる可能性もあるので,早期に疥癬を発見することは重要である.感染の心配のない発疹との見分けが,訪問リハスタッフでは難しい場合も,翌日まで症状が続く場合は受診を勧めることが適切であると考える.なお,疥癬についての詳細は成書で十分に確認願いたい.

☆できるセラピスト☆の対応

- ♪ 見分けが難しいとしても,日頃から発疹の画像(湿疹,じんましん,疥癬など)を確認しておく.
- ♪ 画像をかかりつけ医や自院の医師に確認してもらい,指示を仰ぐのが確実である.
- ♪ 疥癬の可能性が高い場合は,受診する予定の医療機関に一報を入れておく.
- ♪ ご本人・ご家族に不安を与えない程度に「悪化したり,人にうつる発疹もあるので,翌日まで治まらなければ受診しましょう」と勧める.

対応を怠ると

- ◆ 重症化する発疹の場合は長期化につながる.
- ◆ 疥癬の場合は拡散させるだけでなく,発疹の存在を把握していたサービス提供者としての,対応を怠ったことを問われる場合もある.

ナースよりワンステップ情報

　部分的に限局してかゆみを伴うときは，湿疹のことが多いです．中でもヒゼンダニが皮膚に寄生して起こる疥癬は，人から人へ接触感染しますよ．特にノルウェー疥癬は，一般的な疥癬が約 1,000 匹のダニに対し，約 100〜200 万匹いるといわれていて，隔離するほどの恐い感染症です．皮膚科を受診して原因物質まで調べることが大切ですね．そのほか，受診の際に，水痘，風疹，麻疹などが疑われる場合は隔離が必要となります．受診する医療機関に，事前に伝達しておいたほうがよいでしょう．湿疹については，間違った市販薬を塗布した場合は，逆に症状がひどくなりますよ．一方，じんましんは赤く膨らんだ発疹が現れたり，消えたりを繰り返し，かさつきは伴いません．かくとすぐに赤くなります．診察のときに症状が現れていなくても，問診で診断はできます．

　筆者の経験では，風邪薬の抗生物質が合わなかったのか，境界鮮明の膨隆疹が全身に広がり，呼吸も苦しくなり，立てなくなって入院になったケースがありましたよ．内臓も発疹だらけだったそうです（薬剤性発疹の疑い）．いずれにしても，早目の受診を勧めてくださいね．

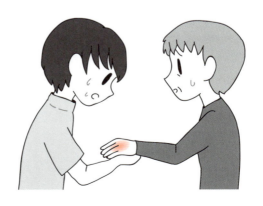

23 頭痛 どれくらい痛かったら受診？

プロローグ

　頭痛は私たちも日常生活で経験することがあり，自制内の痛みであれば，市販の痛み止めを服用して治めたりするので，リスク管理の意識も低くなりがちである．また反対に，利用者が耐え難いような痛みを訴える場面に出くわすことも少ないかもしれない．しかし，痛みの程度にかかわらず，常に脳内で何かトラブルが起きてはいないか？　という意識を持つべきである．

＊頭痛へのリスク管理が必要な利用者とは
　肩こりや不眠などからくる頭痛や原因不明の片頭痛を訴える利用者が，ある日，脳梗塞を起こさないとは限らないので，「いつものことだから」と油断してはいけない．また，高血圧症や動脈硬化症の診断を受けていたり，食生活が乱れている場合は，脳出血や脳梗塞を起こす可能性もあるので，頭痛の訴えがあったときは慎重に身体状況を評価する．

☆できるセラピスト☆の 頭痛を訴える利用者へのリスク管理場面

 事例

　70歳代，男性．左脳梗塞後．要支援1．動脈硬化症あり．2年前に発症し，その後は健康のためにと毎日，近所を散歩されているが徐々に歩行速度が遅くなり，ここ半年は散歩にも行かず，妻とも出かけず，体重も増えてきているという．廃用を改善し，再び近所を散歩できることを目標に訪問リハを開始した．家で過ごされるときは食事時間も定まらず，食事内容も偏っていた．夕食時は日本酒も嗜まれていた．ある日，訪問すると，左の口角がやや下がっており，発話もやや不明瞭であった．妻も訪問リハスタッフが指摘するまでは気づいていなかった．頭痛について問うと「なんとなく重痛い」という．脳梗塞再発の可能性もあるので，受診を勧めるが「もう少し家で様子をみたい」との返答．手足のスピードと巧緻性が確認できる運動を行い，いつもより動きが悪いことを自覚され，受診に至る．

☆できるセラピスト☆のリスクマネジメント

- Ⓐ 確実なバイタル測定．
- Ⓑ 身体所見の評価（運動・感覚障害，しびれ，意識状態，吐き気など）．
- Ⓒ 頭痛の自覚症状．
- Ⓓ 受診方法の判断．

Ⓐ～Ⓓの行動の裏づけ

- Ⓐ～Ⓒ 受診の報告や救急隊への申し送りの際に必要な情報となる．
- Ⓓ タクシーや自家用車での受診で大丈夫か確認する．ご家族同行の受診が難しく，意識状態や麻痺の状態の悪化がみられたら救急車を要請．

> ＊危険な頭痛とは
> いつもと異なる強い頭痛を訴え，かつそのほかの症状もみられる場合は脳出血や脳梗塞の可能性が高い．また，転倒（転落）などで頭部打撲後の慢性硬膜下血腫でも頭痛を伴う場合がある．

☆できるセラピスト☆の対応

- ♪ 高血圧症・動脈硬化症などの疾患の有無を把握しておく．
- ♪ 医療機関によっては，事前に情報を伝えれば優先的に診察が受けられたり，救急外来で対応してくれる．救急車を要請する際，ご本人（判断力がある場合），ご家族に確認をとってから要請する（救急車が必要な状況であっても「本当は呼んでほしくなかった」など，トラブルになることがある）．
- ♪ 身体症状もなく経過観察とする場合，訪問を終えても，その日は安否確認を続ける．またその後（その日，翌日以降）の，利用サービス事業所とケアマネジャーにも報告を入れる．
- ♪ 肩こりやストレスが原因の場合も，慢性的に苦痛な状態が続いているため，それらを軽減する支援を行う．

対応を怠ると

- ◆ 脳内のトラブルが原因の頭痛は，一刻も早い治療により予後が変わるため，早急な対応が必要．
- ◆ 経過観察とした場合，独居のケースは悪化時，ご自身で連絡がとれず，最悪の場合には数日，屋内で倒れたままという事態が起きるかもしれない．
- ◆ 慢性的な頭痛は，長期化すると意欲の低下などにつながることもある．

ナースよりワンステップ情報

　頭痛には命には関わらないものと，放っておくと命に関わるものがあり，これを区別することは，とても大事なことです．自覚症状の確認が重要になりますが，脳疾患の場合は他覚的にも変調がみられます．しっかり表情などを確認してくださいね．がんなどの疾患を持っている方の頭痛，精神状態の変調を伴う頭痛，発熱・嘔吐などを伴う頭痛の場合も，病院受診をお勧めします．緑内障の方であれば発作時には頭痛を伴います．失明の危険が大きいので，迷わず救急受診です．くも膜下出血や脳出血などが疑われる場合は，痛み始めてから1時間の対処で，その後の生死に影響します．突然の激痛は，一分一秒でも早く，病院へ行くように促してください．筆者の経験から，2週間前から続く激しい頭痛のためにクリニックを受診，処方された鎮痛剤を飲まれていましたが，くも膜下出血で救急搬送され，死亡に至ったケースがありましたよ．いつもと違う頭痛や激しい頭痛が続くときは，家で様子をみないで救急受診ですね．

参考文献

1) 森田孝子（編）：救急・急変に役立つフィジカルアセスメント．総合医学社，2015

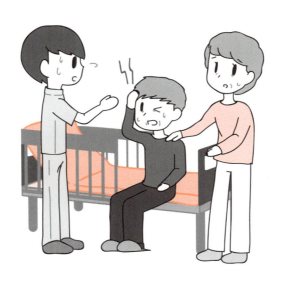

24 腹痛 リハの対象疾患ではないのでわからなくてもよい？

プロローグ

　腹痛は日常的に私たちも経験するが，リハの対象となる疾患ではないため，腹痛に関して，多くの知識を有していないのが実情ではなかろうか？　しかし，日常的によく経験するということは，利用者にも同様にあてはまり，したがって，腹痛を訴える利用者に出会うことも多い．日常的には経過観察で治ることも多いが，対応が必要な腹痛は緊急を要することも多いので，腹痛を伴う疾患に関しての知識は有しておく必要がある．

＊腹痛のリスク管理が必要な利用者とは
　腹部大動脈瘤を持っている，尿路結石の既往がある，便秘傾向，腹部手術後などのケースは「今は大丈夫だろう」「この前，治療が終わっているので大丈夫だろう」と油断せずに，常に「いつ痛みが出現してもおかしくない」という意識を持っておかなければならない．

☆できるセラピスト☆の 腹痛を訴える利用者へのリスク管理場面

　90歳代，女性．脳梗塞後，左片麻痺があり，食事以外は起居〜移乗，入浴，排泄とすべてに介助を要する．しかしながら，知的面は良好で介助に協力的であり，自分の希望や意思をしっかりと持たれている方である．脳梗塞での入院時から腹部大動脈瘤の存在がわかっており，退院後，訪問リハが開始になる際も主治医から血圧の上限の指示が出ていた．また毎年，検査を行い，大きくなってきていることも情報として得ていた．幸い，今まで，血圧が高くなることはなかった．いつものように訪問すると，「昨日，お腹が痛くて，少し気持ち悪かったので，近くのお医者さんに行ってきました」と報告あり．整腸剤を処方されたが，痛みは変わっていないとのことである．バイタルは体温37.6℃，血圧はいつもと変わりないが，食欲は減退していた．痛むのは右下腹部である．主治医に連絡をとると「大動脈瘤の心配はなさそうだが，来院するように」と指示あり．診察の結果，虫垂炎であった．

☆できるセラピスト☆のリスクマネジメント

Ⓐ 正しいバイタル測定．
Ⓑ 痛む箇所の確認．
Ⓒ 痛み以外の身体症状の評価．
Ⓓ 痛みがやわらぐ肢位の確認．

Ⓐ〜Ⓓ の行動の裏づけ

Ⓐ 受診の判断可否や受診時における医師への情報となる．
Ⓑ ご本人の持病を抱える箇所と一致するか．
Ⓒ ご本人の持病の影響からの症状か．
Ⓓ 受診までの間，痛みによる体力の消耗，精神的ストレスを少しでも軽減させる．

> ＊腹痛を伴う疾患とは
> 訪問リハで頻度が高く出会うのは，胃腸炎，便秘，腸閉塞（イレウス）などであろう．腹部大動脈瘤を持っている利用者も稀に出会う．腹部大動脈瘤は破裂するとショック状態に，また尿管結石は激痛となるため，常に気にしておく必要がある．虫垂炎の既往を聞いておくと，原因の一つが見つかる可能性がある．

☆できるセラピスト☆の対応

♪ 普段から，利用者の有している疾患が腹痛を伴うものかどうかを把握しておく．
♪ 仮に痛みが発生した場合，利用者の有している疾患の可能性も否定せず疑う．
♪ 治まらない腹痛は，一度受診されているとしても，再度，医師（一度診察した医師であっても，違う医師であっても）に現状を報告し，受診の必要性を問う．
♪ 受診まで安楽な肢位をとらせる．

対応を怠ると

◆ 大動脈瘤の破裂は，大量出血を起こしショック状態に至る．虫垂炎は高齢者でも起こり得ることだが，痛みが若年者よりも弱かったりと発見が遅れることがある．

ナースよりワンステップ情報

　成人も子どもも腹痛で受診される多くは，便秘によるものです．腸内で発生するガスが便によって塞がれ，体外に排出されずに臓器を圧迫することで腹痛が起こるといわれています．腹部を触ってお腹の張りを診てみてください．便が溜まっていると，お腹が張っていたり，便の固まりに触れることができますよ．寝たままオムツで排便している人は，排便の仕組みから考えると，ほぼ便秘であると考えられます．筆者の経験から，寝たきりの方を極力起こすことで，便秘が解消されたケースがありました．

　そして，便秘の中で怖いのが腸閉塞です．便が詰まり腸を塞いでしまいます．発熱や吐き気，激しい腹痛を伴い，入院や緊急手術が必要となるケースもありますよ．腹痛が改善しない便秘は早めの受診です．こうなる前に，日頃から便秘に有効な体操やお腹のマッサージ，食物繊維や乳酸菌を取り入れた食事，リラックスの工夫などが必要ですね．

参考文献

1) 久保直樹，他：患者年齢からみた虫垂炎手術症例の臨床的検討．日本腹部救急医学会雑誌　**32**：731-736，2012

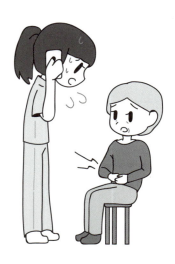

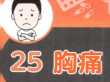

25 胸痛
心臓が痛いのでしょうか？
胸部の痛みは不安です！

プロローグ

胸痛といえば，心臓や肺が原因で生じることがイメージされるため，そういう状況に出くわすと，あわててしまうことも想定される．「㉓頭痛」の項目で述べたとおり，日頃から，担当ケースの呼吸循環器系疾患を合併するリスクの有無を把握しておくことは，胸痛も同様に重要である．

＊胸痛のリスク管理が必要な利用者とは
　呼吸循環器系の疾患を合併するリスクがあるケースだけでなく，それら以外の要因が影響することもあるので，痛みが生じるまでの経過から丁寧に情報収集する必要がある．また私たちリハスタッフは，胸痛を生じる疾患についての知識をもっと備える必要がある．

☆できるセラピスト☆の
胸痛を訴える利用者へのリスク管理場面

事 例

60歳代，男性．要支援1．糖尿病あり．狭心症によりニトログリセリンが処方されている．狭心症を患ってから動くことが不安で，閉じ込もりの生活になっている．妻はデイサービスの利用や一緒にまた，旅行に行きたいと考えている．訪問リハで運動量の加減をしながら，自信をつけて，外出につなげたいという希望があった．最終目的は旅行である．ご本人は不安が強く神経質な場面もある．負荷が急激にかからないように屋外歩行を行っていたが，ある日，屋外歩行訓練後に「胸が痛むような感じがする」と訴えられる．

 ☆できるセラピスト☆のリスクマネジメント

Ⓐ ニトログリセリンが服薬できる状態であることの確認．
Ⓑ バイタル測定．
Ⓒ 痛みの強さ，持続性の確認．
Ⓓ 狭心症以外のケースにおいては，息苦しさや転倒（転落）の有無などを確認．

Ⓐ〜Ⓓの行動の裏づけ

Ⓐ バイタルや胸痛の状況から，ニトログリセリンがすぐに服用できるようにしておく．

Ⓑ いつものバイタルと比較し，特に脈拍の違いの有無を確認．

Ⓒ 狭心症であれば10分程度で治まるが，それ以上経っても治まらないのであれば，心筋梗塞などを起こしている可能性もある．

Ⓓ 狭心症以外でも呼吸器系（気胸）や転倒（転落）による肋骨骨折においても胸痛は生じる．

> *ニトログリセリンとは[1]
> 　心臓の冠動脈だけでなく全身の動脈を拡張させる．舌下タイプと口の中に噴霧するスプレータイプがある．舌下タイプは1分程度で効くものから2〜3分後に効くもの，効果は30分続くものから60分続くものなどがある．スプレータイプは1分程度で効き，持続時間は60分である．ニトログリセリンが処方されている利用者が，使用しているタイプと効果が現れる時間と効果が持続する時間を，あらかじめ知っておくほうがよい．

☆できるセラピスト☆の対応

♪ 担当ケースが，呼吸循環器系の疾患を合併する可能性があるリスクを持っているかどうかという把握ができている．

♪ それらの胸痛のタイプを把握している．

♪ 呼吸循環器系の胸痛以外の原因も考慮できる．

対応を怠ると

◆ 胸痛を伴う疾患は狭心症や心筋梗塞だけでなく，気胸や肺塞栓症，大動脈瘤乖離など，救急対応が必要とされる疾患が多いので，対応が遅れると重症化してしまう．

ナースよりワンステップ情報

　まず注目してほしいのは，その痛みが生命の危機につながるサインなのかどうか，ということです．心筋梗塞，解離性大動脈瘤，肺梗塞．これらが恐怖の三大胸痛の原因疾患です．これらは突然の発症，焼けるような痛み，キリキリする痛み，締めつけられるような激しい痛み，胸全体に広がる痛み，これまでに経験したことのない痛み，冷汗などの他覚的な所見もあり，アセスメントは

容易です．こんなキーワードが利用者の訴えに出てきて，持続しているようなら，迷わず救急車を呼んでください．それ以外については，どのような状況で胸痛が出現したのか，どのくらい続いているのか，胸痛の程度など，訴えを的確に把握することが重要です．糖尿病の利用者や高齢者においては，痛みをそれほど自覚しない場合があるので，バイタルサインなどの情報と総合して，判断してくださいね．

　筆者の経験から，胸痛を主訴に救急受診された方の中には，心電図に異常なく帰宅されるケースも多いですよ．胸痛は死に直結する不安や恐怖感を生じさせ，それがさらに胸痛を増強させます．安心感を与える言葉がけも必要ですね．

参考文献

1) 国立循環器病研究センターの循環器病情報サービス．薬に関する正しい知識　ニトロ製剤の正しい使い方　http://www.ncvc.go.jp/cvdinfo/treatment/nitoro.html（2016年12月閲覧）
2) 特集　そのまま使える！高齢者急変対応基本マニュアル．高齢者安心安全ケア　実践と記録，2015年3-4月号

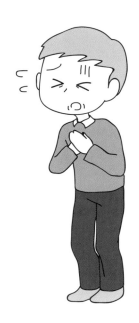

26 下痢

リハビリができないとの，お休みの連絡．そのままでよい？

プロローグ

便の形状は，食べもの，摂取水分量，ストレス，冷えなどさまざまな要因で変化し，自然に落ち着くことも多いので，利用者が「少しお腹をくだしている（下痢気味）けど，もう治まるはず」と報告すれば，それを鵜呑みにしてしまう場合もある．しかし，下痢が続けば脱水に至るであろうし，感染性の下痢であれば，感染拡大の恐れもある．近年では，ノロウイルスの流行など，ウイルス性の下痢を伴う感染性胃腸炎には，十分注意が必要である．

*下痢のリスク管理が必要な利用者とは

小児や高齢者においては，下痢が続くことによる脱水に気をつけなければならない．また食品による感染の場合は，ご家族も同じものを食べている可能性があるため，特に高齢者世帯では，介護者のご家族ともども体調をくずすことになるので，一時期でも，介護が受けられない状態を回避するよう，ケアマネジャーとの連携も必要になる．ノロウイルスの流行時期においては，まず，ノロウイルスを念頭に置きながら対応する．

☆できるセラピスト☆の下痢を起こしている利用者へのリスク管理場面

事例

60歳．女性．要介護4．脳梗塞による左片麻痺．娘さんご家族と同居している．訪問予定日の前日に娘さんから電話があり，「昨日から嘔吐があり，今日は下痢をしています．明日の訪問リハは休みにしてください」と連絡があった．ノロウイルス流行時期前には，「ノロウイルスへの注意喚起と，症状があるときの連絡・お休みのお願い」のプリントを配布しているので，それを知っていた娘さんが連絡くださった．訪問前の連絡で非常に助かったが，担当セラピストはそのまま「了解しました．お大事に」で，電話を終えてしまってもよいのだろうか？

☆できるセラピスト☆のリスクマネジメント

Ⓐ 時期的にノロウイルスが否定できないことを丁寧に説明する．

- Ⓑ 脱水とご家族への感染を防ぐことを提案．
- Ⓒ 嘔吐と下痢の状況を確認．
- Ⓓ 主治医に連絡し，受診の必要性の指示を仰ぐことを確認．
- Ⓔ 訪問リハ再開までの手順を説明．

Ⓐ〜Ⓔの行動の裏づけ

- Ⓐ 薬の変更，生ものの摂取，ほかのご家族からの感染の可能性など確認し，診断がくだるまでや症状が終息するまでは，ノロウイルス対策をとることを丁寧に説明．流行している情報も提供し，悲観的にならないようにサポートする．事前に連絡いただいたことにもお礼を申し上げる．
- Ⓑ ご本人が脱水に陥る可能性があるので水分補給が必要であるが，嘔吐が続いているようであれば，1回に少量ずつでもよいことを伝える．またご家族にも容易にうつるが，しっかり感染対策をとることで防げることも説明．
- Ⓒ 主治医受診時（報告時）の情報となる．いつからか？ 回数，量，性状，においなど．
- Ⓓ 流行時は受診を勧めない医療機関も多いが，脱水症状が強く体力が弱っている場合は点滴の必要があるので，対応してもらえる場合もある．
- Ⓔ 家の中の消毒をお願いする．基本的に家庭用の次亜塩素酸ナトリウムを含む塩素系漂白剤で，ドアノブ，ベッド周囲，嘔吐箇所と飛散箇所などの消毒が必要であるが，厚生労働省などが，HPで提供している説明書をみながら，確認するのがよい．

＊ノロウイルスの下痢とは
水様便であり，ひどい場合は白っぽくなり腐敗臭を伴う．

☆できるセラピスト☆の対応

- ♪ ノロウイルスの下痢の特徴を知っておく．
- ♪ 感染予防，消毒方法などご家族指導ができる準備をしておく．
- ♪ 訪問中に嘔吐現場に出くわすこともあるので，「嘔吐物処理キット」やそれに見合う物品を携帯しておく．

対応を怠ると

- ◆ 感染拡大につながる．
- ◆ 重篤な脱水に陥る．

ナースよりワンステップ情報

　下痢は基本的に，体に悪いものを外に出すという生理反応です．下痢の原因は食中毒や感染症などがありますが，中でもノロウイルスによる感染性胃腸炎は，11〜3月の冬場に多く発生して，子どもや高齢者では，重症化し致死的となり得る恐い病気の一つです．在宅では，ほとんど外出しないから大丈夫ということではなく，利用者に関わるご家族や関わるスタッフを含めて，全員で予防策を講じる必要があります．人から人への感染が非常に多いため，日頃から手指は汚染されていると考え，手洗い（手指衛生）をしていない手から直接，物を食べたり，鼻口周囲を触らないように注意しましょう．ケアに携わるご家族に，ノロウイルスの知識や予防の大切さを日頃から伝えておくことも大切ですね．

　筆者の経験から，下痢の中には消化機能の低下により，経管栄養剤が合わない，投与速度が早いなどが原因で下痢を起こすケースもありましたよ．下痢は感染症だけではないことも知っておいてくださいね．

参考文献

1) 厚生労働省HP：ノロウイルスに関するQ&A．http://www.mhlw.go.jp/stf/seisakunitsuite/bunya/kenkou_iryou/shokuhin/syokuchu/kanren/yobou/040204-1.html（2016年12月閲覧）

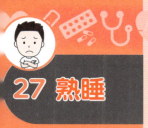

27 熟睡

意識障害か単なる寝不足か？見分けがつかない！

プロローグ

長く訪問リハ業務をしている中で，「眠いだけなのか？」「具合いが悪いのか？」がわからず，ドキドキしながら，訪問先を後にしたことがある．結局，後から電話で安否確認すると「もう，すっかり目が覚めて食事をしてますよ」などと，ご家族から報告を受けることになったが，やはり，その報告を受けるまでは心配であった．もっと適切に判断できるために何ができるのだろう？

> ＊しっかり覚醒しない利用者とは
> 「覚醒しない」ということは「意識障害であり，昏睡状態」であるが，呼びかけには返事をされるので，3-3-9度方式〔JCS（Japan Coma Scale）〕であらわすと「Ⅱ-20」「Ⅱ-30」であろうか？ そのような状態で，ご家族から「夜中，何度もトイレに行っていました」「朝までオリンピックをみていました」などの報告があれば，「単なる寝不足？」と考えるのも自然かもしれない．

☆できるセラピスト☆の しっかり覚醒しない利用者へのリスク管理場面

 事例

60歳代，男性．脳梗塞による左片麻痺．屋内は車いす移動であるが，起き上がり〜移乗，トイレ動作と自立されている．前立腺肥大があり，頻尿傾向で日中も夜間もトイレに行く回数は多い．いつも午前11時に訪問リハを利用されている．ある日の訪問時，妻より「朝，いったん起きて，パンを少し食べたのですが，そのあと，また寝てしまって」「昨夜，遅くまで時代劇を見ていたようです」という．寝室にうかがうと，布団を被り熟睡されている．声がけすると「うんうん」とうなずかれる．バイタルはいつもどおりの数値で異常はない．「今日はお休みがいいですか？」「来週，またうかがいますよ」の問いに，閉眼かつ背を向けたまま「すみません．そうしてください」との返事．午後，安否確認のため電話を入れると，すっきり目覚めて，遅めの昼食をとられていた．

☆できるセラピスト☆のリスクマネジメント

Ⓐ バイタル測定と全身状態の確認（発汗，筋緊張異常，失禁，顔色など）．
Ⓑ 昨夜から今朝までの行動の様子．
Ⓒ 内服状況の確認．
Ⓓ 呼びかけへの反応の様子（睡眠前の出来事や，現状に関する質問をしてみる）．
Ⓔ ご家族への指導とその後の安否確認．

Ⓐ〜Ⓔ の行動の裏づけ

Ⓐ 脳神経系疾患の可能性の有無の判断となる（脳卒中や頭部打撲など）．
Ⓑ いつもと違う睡眠パターンや睡眠時間による寝不足も考えられる．
Ⓒ 眠剤の量がいつもより多い，服薬時間が遅かった，眠剤の種類が変わったなど，薬の影響が考えられる．
Ⓓ 寝不足の状態であれば，見当識は正しい場合が多い（あまりにも熟睡中は誤ることもある）．
Ⓔ 寝不足でない状況であれば，救急搬送の必要がある．

☆できるセラピスト☆の対応

♪ 日頃から，睡眠パターン，眠剤の服用の有無などを把握しておく．
♪ 意識障害を伴う合併症を有していないか，把握しておく．
♪ 糖尿病の場合，低血糖でも同様なことが起きるので，低血糖時に摂取する糖分の置き場所を確認しておく．
♪ ご家族への指導として「呼吸していない，いびきをかく，反応がなくなった」などの変化が起きたら，救急車を呼ぶなどのアドバイスを行い，訪問リハスタッフから，本日中に改めて，安否確認の電話を入れることを伝える．

対応を怠ると

◆ 意識障害か，寝不足による熟睡かの判断を誤ることで，処置が遅れることになる．

＊意識障害とは
　意識障害の場合は，声をかけて覚醒しても，見当識の異常，会話のつじつまが合わないが，これは熟睡中でも誤ることがあるので，意識障害時にみられる表情の異常（自発的に表情が変化しないなど）や視線の異常（眼球が正中位か，偏視はないか，など）なども観察する．

ナースよりワンステップ情報

　熟睡と意識障害の見分け方は，呼びかけや刺激を与えて反応を確認するかしないかでしょう．熟睡状態は，呼びかけや体を揺さぶれば，なんらかの反応を示し，覚醒させることができます．意識障害はそのレベルによって異なりますが，特に昏睡状態の場合は，痛みを与えてピクッとしたとしても，覚醒することはありません．いびきを伴ったり，血圧が異常に高い場合は，脳卒中による昏睡状態に陥っているかもしれませんよ．そのほか，体重がオーバー気味で，首が短い体格の方は睡眠時無呼吸症候群（SAS：Sleep Apnea Syndorome）かも？　上気道の閉塞により，睡眠中に呼吸が止まる病気です．いびきも伴い，10秒以上呼吸が止まります．筆者の経験では，この疾患の方は，いつも昼間に居眠りをしていましたよ．これは就寝中の脳の不眠により，どうしても昼間に耐えがたい眠りが襲ってくるようです．

参考文献

1）道又元裕（編）：特集　ここが知りたかった！急変対応 Q & A．エキスパートナース（増刊），2016年8月号
2）平　孝臣，他（編）：わかるバイタルサイン A to Z．学研，2004

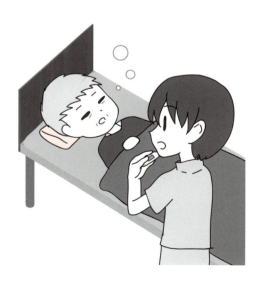

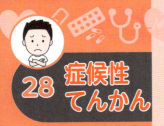

28 症候性てんかん
忘れたころに起こるてんかん．頭の片隅に…

プロローグ

　ケースとしては多くはないかもしれないが，てんかんを起こすケースは繰り返すことが多い．訪問リハでおうかがいしているタイミングで起こすことは少ないであろうが，起こす可能性があるケースに対しては，不安を示すご家族のサポートが必要であったり，本当にその状態がてんかんであったのかを確認するためにも，症候性てんかんについての知識は備えておくべきである．

＊症候性てんかんのリスク管理が必要な利用者とは
　脳の器質的疾患の既往があるケースで，脳出血による開頭手術後，頭部外傷，脳腫瘍の場合に筆者は経験している．また，抗てんかん薬が処方されていても，徐々に効き目が変化するため，安定していると思っても，突然，てんかんが起こる場合もある．
　抗てんかん剤の飲み忘れは，ほかの薬の飲み忘れに比べ，リスクが高くなるので服薬状況の把握も大切である．

☆できるセラピスト☆の 症候性てんかんがある利用者へのリスク管理場面

事例

　70歳代，男性．要介護3．妻，次男との三人暮らし．右被殻出血により開頭手術後，左上下肢麻痺，左視空間失認あり．発症後，1年経過してから，自宅での転倒が増えてきたという理由で，訪問リハ利用開始．自宅退院時，すでに抗てんかん薬を内服されており，退院後，一度もてんかん発作を起こしたことがないと聞いていた．ある日の訪問時，妻より「食事中に誤嚥して，のどに詰まらせて一瞬，意識がなくなったんですよ．息子が背中を叩いてくれて…驚きました」と報告があった．筆者は嚥下機能にはまったく問題ないのに，そういうこともあるのだと，その時は思っていた．そして数カ月後，また，食事中に同様のことがあり，今度は「けいれんしていたので救急車を呼びました」と報告あり．そこで初めて，筆者は「前回も窒息ではなく，てんかんだったのでは？」と思い，主治医に報告したところ，入院中に抗てんかん剤が増量されて，退院となった．脳外科病棟勤務中には，ケースとして何度も経験していたが，

症候性てんかんは，長く経過を見守る必要があると認識していなかった．

 ☆できるセラピスト☆のリスクマネジメント

- Ⓐ てんかんが起きる可能性がある利用者の既往や疾患の有無を把握しておく．
- Ⓑ てんかん発作時の観察ポイントを把握しておく．
- Ⓒ てんかん発作時の対応を理解しておく．
- Ⓓ Ⓐ～Ⓒ をご家族，ヘルパーなどのサービス提供者とも確認しておく．
- Ⓔ 内服が確実に行えているか確認する．

Ⓐ～Ⓔ の行動の裏づけ

Ⓐ～Ⓓ 訪問リハ実施中に，てんかん発作が起こるとは限らないので，利用者に関わるスタッフ全員で把握する必要がある．発作時の状況は，主治医の診療時の情報としても重要になる．また，これらを念頭に置いておくことで，どのような状況でてんかんが起きても，あわてず「てんかんかもしれない」という予測で対応ができる．本ケースが最初，「食事中の誤嚥」とご家族が思われたのと同様「滑って転んだのだろう」「座り方が浅くて転落したのだろう」のように，てんかん発作が見落とされることが回避できるかもしれない．

Ⓔ 基本的にどの内服薬も飲み忘れてはいけないが，抗てんかん薬は「1日の決められた量をその日のうちに服用」することが基本とされる．

> ＊「けいれん」と「てんかん」
> けいれんは大脳皮質ニューロンの過剰興奮により，骨格筋が不随意に収縮する（症候）ことであり，てんかんはけいれん発作を繰り返すこと（疾患）である．

 ☆できるセラピスト☆の対応

- ♪ ご本人，ご家族，関連職種に不安を過剰に与えないように留意しつつ，情報共有できる体制を作る．
- ♪ 訪問リハ中にけいれん発作が起きたときに，あわてず対応できる．
  「気道の確保（嘔吐物があればかき出す，側臥位にして誤嚥を防ぐ）」「呼吸の確認（衣類を緩める）」「循環の確認（脈拍の確認）」「頭部をぶつけないよう環境に気をつける」「けいれんが起きている時間を測定」
- ♪ 重積発作（けいれんが10～20分続いたり，意識が回復する前に何度もけいれんが繰り返される）の場合は救急車を呼ぶ．

対応を怠ると

◆ 窒息や頭部打撲を起こしたり，重積発作の場合は脳障害（低酸素脳症など）を起こすことがある．

ナースよりワンステップ情報

　てんかん発作が始まるとき，利用者は呼びかけても返事をしなかったり，反応があったとしても，会話が成立しないようなぼんやりした状態になったりします．このときに，名前を大声で叫んだり，揺さぶったり，叩いたりしないでくださいね．いつもと同じてんかん発作とわかっている場合には，落ち着いて見守ります．安全に発作を終わらせてあげることが第一です．けいれん中は押さえつけたり，抱きしめたりすることもしないでくださいね．発作時に，よく「舌をかみ切ってしまうから，口にものを詰めるべき」ということがいわれていましたが，窒息のリスクを高めるだけなので，絶対にしないでください．

　筆者の経験では，知人がそれまでしていた動作をやめ，何かボォーッとしていると思ったとたんに発作が始まりました．いつでも，利用者の表情や動きに目を向けておくことで，あわてずに対処できますよ．

参考参考

1) 特集　「脳」から起こる症状・徴候見抜き方ガイド．エキスパートナース（増刊），2016年5月号
2) 森田孝子（編）：救急・急変に役立つフィジカルアセスメント．総合医学社，2015

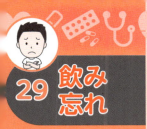

29 飲み忘れ

朝食後の内服薬を昼前の訪問時に発見！もう飲まなくてよい？

プロローグ

　服薬指導・管理は看護師や薬剤師の業務であるため，訪問リハ開始時に内服状況を確認した際に「自分で薬の管理はできています」との情報を得られば，薬に関しては，日々の訪問リハ業務では，意識が薄くなっていることはないだろうか？　しかし，服薬は毎日の作業であり，365日中，「うっかり」ということは起こり得る．そのような場面に出くわしたときに，訪問リハスタッフにも適切な対応が必要となる．

> ＊飲み忘れたときに対応が必要な利用者とは
> 　基本的に，内服薬（貼付薬においても）が処方されているということは，どれも飲み忘れ・貼り忘れがあってはいけないのであるが，毎日の作業であるため，「うっかり」という日もある．飲み忘れたときの対応を，主治医や薬剤師から説明を受けていない場合や，一錠だけが飲み忘れている場合など，利用者と訪問リハスタッフだけでは判断できない場合，確認作業の支援をする必要がある．特に朝食後の薬は，重要度が高いものが含まれていることが多いので，午前中の訪問が予定されているケースの内服確認は，特に重要である．

☆できるセラピスト☆の 薬を飲み忘れた利用者へのリスク管理場面

 事例

　60歳代，女性．要介護1．脳出血後，左上下肢の運動麻痺が出現．回復期病棟を退院後，自宅で調理訓練の続きをしたいということで，訪問リハを利用されている．最近は，昼食作りの下ごしらえをリハプログラムに取り入れたため，毎回11時の訪問となっている．いつもどおり訪問すると，ご本人より「珍しく朝からお客さんが来て，朝の薬を飲むことをすっかり忘れていた」と言う．高血圧症もあり，降圧剤を飲み忘れたことで，ご本人はとても不安がっている．「今，飲んだらいいよね」と訪問リハスタッフに聞いてこられた．

☆できるセラピスト☆のリスクマネジメント

Ⓐ　一度飲み忘れていても，緊急事態には陥らないことを説明．

- **Ⓑ** 少し落ち着いてからバイタルを測定し，いつもと変わりなければ，その旨伝える．
- **Ⓒ** 処方してもらった薬局に電話で相談してみる．
- **Ⓓ** 次回，受診時に，飲み忘れたときの対応を主治医に確認するよう説明する．
- **Ⓔ** 本来は，訪問リハ利用開始時に確認する事項の1つである．

Ⓐ〜Ⓔ の行動の裏づけ

- **Ⓐ** 降圧剤は1回飲み忘れてもすぐに反応はしない．
- **Ⓑ** 急に血圧が上がることはないが，不安のために，いつもより高値を示すかもしれない．
- **Ⓒ** 飲み忘れた場合は，各地域の薬剤師会のHPやパンフレットで確認できるが（示されているが），念のため，処方した医師や薬剤師に確認が必要である．
- **Ⓓ** 今後の対応が可能となる．
- **Ⓔ** 本ケースでは，訪問リハスタッフも対応方法を知らなかったため，利用者の不安が短時間に取り去ることができず，「思い出したときにすぐ服用する」という情報があれば，訪問直後に服用できた．

> ＊降圧剤の飲み忘れ時の対応
> 1日1回服用で朝食後の飲み忘れの場合は，寝るまでに気づいたらそのときに服用する[1]．

☆できるセラピスト☆の対応

- ♪ 薬の飲み忘れで不安になっている場合，セラピストも一緒に不安にならず，落ち着いて対応する．
- ♪ 主治医，薬局への連絡の支援をする（ご本人自身で問い合わせしていただく）
- ♪ 今後のための対応策を一緒に確認する．
- ♪ 本来は訪問リハサービス開始時に，担当スタッフが確認しておくべき事項である．

対応を怠ると

- ◆ 不安が強い利用者は，その不安感のため，血圧が高くなることがある．
- ◆ 確認作業に時間を費やし，その日の（リハ）サービス提供ができなくなることがある．
- ◆ 基本的な対応ができず，利用者からの信頼を損ねることがある．

ナースよりワンステップ情報

　薬を飲み忘れたときの対応の仕方は，1日何回飲む薬なのか，また飲み忘れに気づいた時間，飲む薬の種類によっても異なってきます．その基本的対処法は，「気づいた時点で服用し，次の服用時間をずらすこと」です．あとは「食前・食後・食間・寝る前」など，これら服用時間の理由を知っておきましょう．

　昇圧剤は就寝前に飲むと夜中にトイレに行きたくなってしまい，睡眠の妨げになる場合があるため，朝食後の服用が一般的です．糖尿病の薬は食後の時間が経過してから服用すると，低血糖症状を起こす可能性があり，飲むタイミングが重要となるので，とても危険ですよ．飲み忘れの際の対応を，主治医から聞いていないか確認してみてください．筆者の経験から，救急搬送される方の中には，高血圧や糖尿病の薬の飲み忘れから，自己中断して重篤になってしまったというケースがよくありました．一目で服薬状況がわかる透明ポケットがついたお薬カレンダーを利用するなど，飲み忘れない工夫が必要ですね．

参考文献

1) 日本高血圧学会高血圧治療ガイドライン作成委員会，他（編）：一般向け「高血圧治療ガイドライン」解説冊子　高血圧の話．ライフサイエンス社，2014

30 爪・耳垢

リハビリや生活にも影響を及ぼすことも!!

プロローグ

「爪切り」「耳掃除」「足先の洗体」といえば，作業療法士が関わる動作になるが，「巻き爪である」「爪白癬で爪が盛り上がっている」「大きな耳垢がたまっている」という状況に出くわした際，行為自体ができない状況になっているので，そのまま放置してしまっていることはないだろうか？　また，それらは急激に発生したものではなく，それまでに時間が経過しているため，ご本人，ご家族も「しかたない」とそのままにしていることも多い．たかが「爪」「耳垢」であるが，それらを改善することで，生活状況が変わることを知っておく必要がある．

> * 爪や耳垢のケアが必要な利用者とは
> 　巻き爪が悪化し爪の端が皮膚にくい込むと炎症を起こし，痛みが生じる．歩くときに支障になったり，認知症の場合は痛みが訴えられずに，不穏症状が強くなったりすることもある．爪白癬は爪が肥厚したり，反り返ったりして靴に当たり痛みが生じるので，巻き爪同様，歩行に支障が出てくることがある．サンダルなどで対応できるが，高齢者の場合，いつも靴を履いている方にとっては，転倒（転落）リスクが大きくなる．
> 　また私たちは普段耳掃除を行うが，耳掃除に介助が必要な方は，いつの間にか，耳掃除をしない日々が続いているかもしれない．耳掃除は，毎日はしないほうがよいと耳鼻咽喉科などのパンフレットでもみかけるが，まったくしない状態が続くと，耳栓のような耳垢塞栓が形成され，難聴の原因になっていることもある．

☆できるセラピスト☆の爪や耳垢のケアが必要な利用者へのリスク管理場面

 事例1

＜爪白癬＞

80歳代，女性．10年前，脳梗塞による左片麻痺となる．今までは5歳上の姉と買いものなどに出かけていたが，姉が高齢となり，家で過ごすことが増えていた．屋外歩行の機会がなくなったためか，徐々に歩行スピードが低下し，トイレに間に合わないことが出てきた．心配したご家族からの相談で，歩行能力の向上と通所サービスにつなげることを目的に，訪問リハの利用を開始した．

屋外歩行訓練を促した日，快く受け入れられたので準備を始めるが，右足の親指の爪が隆起しており，リハシューズに当たって靴が履くことができない．

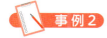 事例2

＜耳垢塞栓＞

90歳代，女性．腰部圧迫骨折後，ご家族の見守りでよいので，トイレまでの移動ができるようにと訪問リハの利用を開始．初回訪問に行くと，ご家族より「母は耳が遠いので，大きい声でお願いしますね．今まではこの年齢にしては，耳がよく聞こえていたのに，徐々に遠くなってきているのは歳ですかね」といわれる．

 ☆できるセラピスト☆のリスクマネジメント

Ⓐ 爪白癬の現状をご本人・ご家族に伝え，現状では屋外歩行訓練が行えないため受診されてみるのはどうかと問う．どうしても，現状のまま屋外歩行を希望されるなら，安価な靴（小学生の上履きのような）を購入していただき，爪が当たる部分だけをくり抜くなどして対応．
Ⓑ 耳垢塞栓という存在自体も知らないご家族には，まず耳垢塞栓のお話をし，その可能性を確かめるための受診をされるか相談する．
Ⓒ 治療やリスク管理が必要な状態であれば，ご家族・関係者に説明．

Ⓐ～Ⓒの行動の裏づけ

ⒶⒷ 身体機能（関節可動域，筋力，運動麻痺など）の評価のみ行っていると靴が履けない，指示が入らないなど，身体機能アプローチに必要な前段階の問題に直面し，計画どおりにプランが遂行できなくなる．
Ⓒ それらの存在により，訪問リハプログラムだけでなく，生活にも支障が出ていることを説明し，受診を勧める．またそれらを抱えながらのリハプログラムであるため，注意を払いながら介入するが，痛みが悪化したりする可能性もあることを伝える．

＊爪や耳垢塞栓の処置は
　巻き爪や爪白癬のために通院されることはあまりないが，外科で対応してくれるので治療を勧めたい．耳垢塞栓は家庭でも取れる方法はあるが，まず，塞栓の存在の確認が必要である．訪問看護を利用しているなら，まず訪問看護に相談してみると，対応してくれる場合がある．耳鼻咽喉科にいくのが安心である．

☆できるセラピスト☆の対応

♪ 訪問リハ開始時には身体機能の評価だけでなく，爪・耳・皮膚の状態なども確認する．
♪ 治療やリスク管理が必要な状態であれば，ご家族・関係者に説明．
♪ 受診を勧める．

対応を怠ると

◆ 巻き爪は，炎症だけでなく化膿していくこともある．耳垢塞栓は不完全なコミュニケーション状態が続くことになる．

ナースよりワンステップ情報

「爪」
　高齢者に多い足と爪の問題の主なものには，外反母趾，白癬症（水虫），爪白癬，巻き爪，厚爪，硬爪，足裏の角化および亀裂などがあります．爪は，入浴後のやわらかくなっている間に切りましょう．厚くて硬い爪は，ヤスリで薄く削ってから切るといった工夫をすると，とても切りやすくなりますよ．また，爪の先端の白い部分が1ミリほど残る程度に，まっすぐに切ることも大切です．
　爪白癬は，放っておくと，靴が履きづらくなったり，歩きにくくなったり，厚くなった爪に押されて指が痛くなります．また，爪白癬は他人にうつりますので治療が必要ですよ．筆者の経験では，バスマットから感染してしまったケースがありました．感染対策も重要ですね．

「耳垢」
　耳垢は有益なものであり，自浄作用があることから米国耳鼻咽喉科・頭頸部外科学会のガイドラインによると，「耳垢は取り除かずにそのままにしておくのが最もよい」とされています．一方，日本の専門家グループによるガイドラインでは「耳垢により耳道の直径の80％以上が閉塞されると可逆性の難聴が起こり得る」ともいわれています．高齢者になると，皮膚が弱いために耳掃除で出血しやすくなります．上手に耳掃除をしないと，かえって耳垢を奥に押し込み，難聴の原因になることもあります．筆者が聞いたところによると，某耳鼻科には毎日1〜2名，耳かきのトラブルで受診されるそうです．「耳の聞こえが悪い」「耳の奥に違和感がある」などの人は，一度耳鼻科で処置してもらってはいかがでしょうか．

31 鼻血

訪問すると，鼻血が出ている．なかなか止まらない

プロローグ

　鼻血は，私たち訪問リハスタッフだけでなく，誰でも日常的に何度かは経験しているが，救急に至るほどの経験をした人はめったにおらず，もし利用者が鼻血を起こしても「いずれは止まる」だろうと，各スタッフ独自の対応で処置してしまうのではないだろうか？　はたして，その各スタッフの対応方法が正しいのだろうか？　鼻血は，ご家庭で処置が可能なものと思い込んでいて，大丈夫なのだろうか？

* 鼻血が出やすい利用者とは
　抗血液凝固剤を内服している場合，鼻腔内の血管異常や悪性腫瘍がある場合，出血傾向をきたす血液疾患（再生不良性貧血，白血病など），肝疾患（肝機能障害による凝固異常）など．
* 鼻血はどこの出血？
　私たちが日常，経験する「すぐに止まる鼻血」は小鼻あたり（鼻中隔前方下）のキーゼルバッハ部位（成書で確認）に集まっている毛細血管が傷ついて（いじったり，ぶつけたり）出血する．危険な鼻血はその部位ではなく，鼻の奥から大量に出血する場合である．

☆できるセラピスト☆の 鼻血が止まらない利用者へのリスク管理場面

 事例

　70歳代，男性．要介護3．再生不良性貧血にて易疲労性強く，活動することに消極的であった．訪問リハで体力向上し，ご家族と散歩ができるようになりたいと訪問リハ開始となる．ある日，いつものように訪問すると「鼻血が止まらない」と困っている．貧血もあるため，あまり出血を長引かせたくない状況である．

 ☆できるセラピスト☆のリスクマネジメント

Ⓐ 何時から出ていて，何分続いているか？
Ⓑ いったん止まったか？（止まった後に触ったか？）

- Ⓒ ここ数日の鼻血の有無は？
- Ⓓ どのような止血方法をとったか？
- Ⓔ 内服薬の確認．

OK! Ⓐ〜Ⓔの行動の裏づけ

- Ⓐ 正しい止血方法をとっていても止まらない場合，救急車を呼ぶための条件の一つとなる（成人の場合，30分以内に止まる）．
- Ⓑ 「止まらない」と訴えるが，いったん，止まったのに再度いじってしまい再出血を起こしていることがある．
- Ⓒ 数日前に出血した部分の再出血かもしれない．
- Ⓓ 正しい止血方法を行ったかどうか．よくある間違いが，上を向いたり，仰向けに寝たり，首の後ろをトントンと叩くなど．
- Ⓔ 心筋梗塞・脳梗塞後にワーファリンなどの抗凝固剤を内服していると，止血しにくい．

YES! ☆できるセラピスト☆の対応

- ♪ 正しい，止血方法を知っている．
- ♪ 担当利用者が出血しやすい疾病であったり，薬を服用しているかを把握している．
- ♪ 止まっても，今日のリハは見合わせる．

NO! 対応を怠ると

◆ たかが「鼻血」といえども，キーゼルバッハ部位の出血でないことも，実際にはあるため，場合によっては救急車の要請が必要となり，さらに救急隊や救急外来へ出血状態（時間や量）と正しい止血を行ったどうかの申し送りができないことになる．

ナースよりワンステップ情報

まずは止血が正しく行われているか確認してください．座って軽く下を向きます．前かがみになれば鼻血が奥に入るのを防ぎ，口から吐き出すのも容易です．それから鼻骨の部分を圧迫しても出血は止まらないので，軟らかい小鼻の部分を，5〜10分ほど強く圧迫してください．その時，ゆっくりと口呼吸をするよう促すことを忘れないで‼ 圧迫することで大抵は止まりますよ．ティッ

シュを詰めている場合は，取り出す際の再出血に注意してください．出血が止まっても，すぐに鼻をかんではいけません．再出血する可能性があります．まったく止まる気配がない出血には要注意!!　大量（洗面器いっぱい）の出血や，顔色が悪く気分が悪そうだったら生命に危険があります．迷わず，救急車を呼んでください．筆者の経験から，数日前に頭部打撲後に鼻出血した方が，脳内出血と思われる意識障害で救急搬送されたことがありました．頭を強打しなかったかどうかも確認してくださいね．

参考文献
1) 森田孝子（編）：救急・急変に役立つフィジカルアセスメント．総合医学社，2015

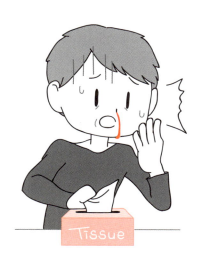

〈著者〉
宇田　薫（うだ　かおる）
大阪府生まれ，作業療法士．医療法人おもと会　統括リハビリテーション部　訪問リハビリテーション科　統括科長．1989年国立療養所近畿中央病院附属リハビリテーション学院卒業，同年宇治徳洲会病院に入職．1993年京都民医連第二中央病院，2000年訪問看護ステーションすざく，2007年おもと会大浜第一病院入職，2016年から現職．日本訪問リハビリテーション協会理事，日本作業療法士協会常務理事も務める．2014年認定訪問療法士取得，2016年専門訪問作業療法士取得．

〈執筆協力〉
一瀬るみ子（いちのせ　るみこ）
長崎県生まれ，看護師．医療法人おもと会統括本部　統括看護部　副看護部長．1980年佐賀県立衛生専門学校卒業．同年看護師免許取得．九州（佐賀・長崎）にて臨床に従事．1992年沖縄へ移住．1997年より産業看護に従事．1999年おもと会大浜第一病院を経て2016年から現職．2014年認定看護管理者取得．

現場に学ぶ　訪問リハセラピストのフィジカルアセスメント

発　行	2017年5月12日　第1版第1刷©	
著　者	宇田　薫	
発行者	青山　智	
発行所	株式会社　三輪書店	
	〒113-0033　東京都文京区本郷6-17-9　本郷綱ビル	
	☎03-3816-7796　FAX 03-3816-7756	
	http://www.miwapubl.com	
印刷所	三報社印刷　株式会社	

本書の内容の無断複写・複製・転載は，著作権・出版権の侵害となることがありますのでご注意ください．
ISBN978-4-89590-595-4 C3047

[JCOPY]〈（社）出版者著作権管理機構　委託出版物〉
本書の無断複製は著作権法上での例外を除き禁じられています．複製される場合は，そのつど事前に，(社)出版者著作権管理機構（電話 03-3513-6969，FAX 03-3513-6979，e-mail:info@jcopy.or.jp）の許諾を得てください．